# AUSBILDUNGS-STRESS

## Folge von Über- oder Unterforderung?
## Stressleitfaden für medizinische Fachberufe

Jürgen Rosenkranz



Verlag Wissenschaftliche Scripten

# Impressum

**AUSBILDUNGS-STRESS**

Folge von Über- oder Unterforderung?
Stressleitfaden für medizinische Fachberufe

Autor:
Dr. rer. medic. Jürgen Rosenkranz



1. Auflage

Kaiserstraße 32, 08209 Auerbach/V.
Tel.: 03 744/2241 97
Fax: 03 744/2241 98

**ISBN: 978-3-937524-80-1**

# Vorwort

Möchten Sie erfahren, wie man mit Ausbildungs-Stress angemessen umgeht, oder ihn gar nicht erst bekommt? Dann nehmen Sie bitte den Stressleitfaden zur Hand.

Vielleicht lesen Sie zuerst die Fallbeispiele durch. Hier berichten Auszubildende verschiedener Fachrichtungen, was sie über Stress aus eigener Erfahrung wissen, wie sich dieser bei ihnen äußert, wie sie ihn bewältigen und wie sie dem Stress vorbeugen.

Wenden Sie sich nun den Ursachen, die zum Ausbildungs-Stress führen zu und denken Sie darüber nach.

Damit nicht der Eindruck erweckt wird, Stress sei nur ein Modewort, habe ich mich wissenschaftlich mit der Stressthematik befasst. Versuchen Sie zu verinnerlichen, dass sich Stress in der Veränderung physiologischer Parameter, in psychischen Reaktionen und im sozialen Verhalten äußert. Auf diesen Erkenntnissen bauen die Stresstheorien auf.

Setzen Sie sich mit den Begriffen Eustress und Disstress auseinander. Stress ist nicht gleich Stress. Verschaffen Sie sich einen Überblick, inwieweit Disstress an der Genese und Unterhaltung von Krankheiten beteiligt ist und wie diesen vorgebeugt werden kann.

Länger anhaltender Disstress und fehlende Entspannung gehen einher mit der Einschränkung des Denkvermögens, der Entstehung von Gedächtnislücken, einer ungenügenden Belastbarkeit, einer erhöhten Müdigkeit und mit einer Schwächung der Abwehr. Deshalb ist es notwendig, sich verschiedene Entspannungsmethoden anzueignen.

Wenn Sie mit Ihrem Stressumgang nicht zufrieden sind und der Ausbildungs-Stress Sie plagt, dann überprüfen Sie Ihre Einstellungen und Haltungen zum praktischen und theoretischen Lernen, Ihre bisherigen Ess- und Schlafgewohnheiten, Ihren Genussmittelkonsum, Ihr Bewegungsmuster und die Art und Weise Ihrer Freizeitgestaltung.

Aufgrund dieser Selbstanalyse, den erworbenen Kenntnissen über das Phänomen Stress sind Sie in der Lage, Ihr persönliches Konzept im Umgang mit Ausbildungs-Stress zu entwickeln.

Bleiben Sie, lieber Leser, gesund und leistungsfähig im Stress und viel Erfolg bei den Abschlussprüfungen!

Zweifelbach, März 2009 Jürgen Rosenkranz

# Inhaltsverzeichnis

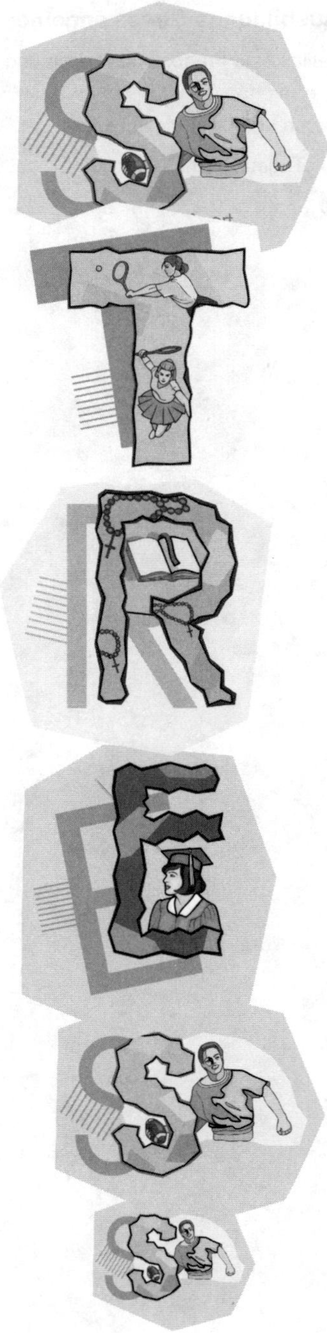
STRESS

# 1 Ausbildung – ein Stressproblem?

Sie haben einen Ausbildungsplatz erhalten, oder befinden sich bereits in einem Ausbildungsverhältnis? Dazu kann ich Ihnen nur herzlich gratulieren! Sie gehören zu den glücklichen Menschen, die sich nun die notwendigen Kenntnisse, Fähigkeiten und Fertigkeiten für die künftige Ausübung eines medizinischen Fachberufs aneignen dürfen.

Erinnern Sie sich noch an den Beginn der Ausbildung? Mit einer bestimmten Erwartungshaltung saßen Sie in der Aula und hörten auf die Worte des Schulleiters bzw. der Schulleiterin, die sicher gut gemeinte Ratschläge für den nun eingeschlagenen Bildungsweg beinhalteten. Ihnen wurden die Lehrkräfte vorgestellt, mit denen Sie die nächste Zeit verbringen werden und Ihr neuer Klassenlehrer zeigte Ihnen das Schulgebäude und führte im Anschluss zahlreiche Belehrungen durch, die Sie natürlich mit Aufmerksamkeit verfolgten. Es folgten dann bereits einführende Unterrichtsstunden, in denen sich die Lehrkräfte vorstellten und ihre Erwartungen an die Auszubildenden äußerten. Sie erhielten den Stundenplan für die Woche und konnten sich zunächst einen Überblick über die zahlreichen Fächer oder Lernfelder verschaffen. An diesem ersten Ausbildungstag gingen Sie bestimmt mit gemischten Gefühlen nach Hause und fragten sich: „Werde ich die Ausbildung schaffen, habe ich mich für die richtige Fachrichtung entschieden?"

In der nun folgenden Zeit lernten Sie die Mitschüler aus ihrer Klasse kennen, knüpften Kontakte und beobachteten sich auch gegenseitig im Unterrichtsverhalten. Schnell erkannten Sie die unterschiedlichen Bildungsvoraussetzungen ihrer Mitschüler, denn ein Teil kam vom Gymnasium, ein anderer Teil von der Realschule und einige saßen als schon ältere Umschüler in der Klasse. Nach und nach wurden Sie mit den Unterrichtsmethoden der Lehrkräfte konfrontiert, die nicht einheitlich waren. Es gab Lehrkräfte, die eine Folie nach der anderen auf den Polylux legten, die Sie abzuschreiben hatten und gleichzeitig ergänzten sie diese noch. Sie wussten nicht worauf Sie Ihre Aufmerksamkeit richten sollten. Wenn Sie sich auf das Abschreiben der Folien konzentrierten, vergaßen Sie, welche Hinweise zum Stoff die Lehrkraft noch gab. Verhielten Sie sich umgekehrt, schrieben das mit, was die Lehrkraft sagte, kamen Sie mit dem Abschreiben der Folien nicht mehr hinter her, denn inzwischen lag die nächste Folie auf dem Polylux. Andere Lehrkräfte bevorzugten einen Diktierunterricht. Sie diktierten Satz für Satz all das, was auf ihren Unterrichtsvorbereitungen stand und fanden oftmals keine Zeit auf Fragen zu antworten. Sie hatten Angst, dass sie ihren Stoff nicht schaffen würden und solche Lehrkräfte verschieben die Beantwortung der gestellten Fragen auf die nächste Unterrichtsstunde. Lehrkräfte, die einen erklärenden Unterricht aus dem Kopf hielten und die wesentlichsten Sachverhalte an die Tafel schrieben, hatten immer Zeit auf fachliche Probleme einzugehen. Diese Lehrkräfte bewunderten Sie sicherlich hinsichtlich ihrer fachlichen und pädagogischen Fähigkeiten. Des Weiteren wurden Sie bestimmt mit Lehrkräften konfrontiert, die den gruppenorientierten Unterricht bevorzugten. Sie erarbeiteten sich als Schüler bzw. Auszubildender in Gruppen den Lehrstoff selbst und präsentierten am Ende der Gruppenarbeit den Stoff vor der Klasse. Sie teilten Ihren Mitschülern Handzettel aus, auf denen die Stoffinhalte zusammengefasst waren. Vom Stil sahen die Handzettel, die von den einzelnen Gruppen angefertigt wurden, jeweils unterschiedlich aus. Die Lehrkräfte unterschieden sich aus Ihrer Sicht nicht nur hinsichtlich ihrer Unterrichtsmethoden sondern auch in ihren Leistungserhebungen und Zensurengebungen. Von einigen Lehrkräften erhielten Sie Fragen, aus denen der Bewertungsmaßstab nicht hervor ging. Sie beantworteten die Fragen nach bestem Gewissen und ausführlich und wurden dennoch nicht so von der Lehrkraft bewertet, wie Sie es sich vorgestellt hatten. Es fehlten irgendwie immer Punkte. Andere Lehrer fragten Fakten ab, die es galt auswendig zu lernen, und schrieben die zu erwartende Punktzahl zur Orientierung am Ende der Fragen hin. Nach der schriftlichen Arbeit konnten Sie sich grob einschätzen, wie Ihre erbrachte Leistung war. Sie machten auch Erfahrungen mit Lehrkräften, die jegliches Auswendiglernen ablehnten und vor allem problemorientiertes Wissen abfragten. Bezüglich der Zensurengebung konnten Sie feststellen, dass es Lehrkräfte gab, die so gut wie keine „Eins“ und wenig „Zweien“ verteilten. Bei ihren Leistungsbewertungen dominierte vor allem die Zensur „Drei“ und natürlich gab es auch die Zensuren „Vier“, „Fünf“ und „Sechs“. Sollte dieses angestrebte Zensurenspektrum nicht zustande gekommen sein, dann erhöhten diese Lehrkräfte den Schwierigkeitsgrad ihrer Fragestellungen. Sie konnten weiterhin feststellen, dass nicht alle Lehrkräfte diesen Bewertungsmaßstab anlegten. Zu Beginn der Ausbildung stellten andere Lehrkräfte ihre Fragen zunächst so, dass sie Fakten abverlangten und der zu lernende Stoffumfang war derart ausgerichtet, dass er für die Auszubildenden überschaubar war und die Möglichkeit, eine gute Zensur zu erhalten, beinhaltete.

Sie sammelten im ersten Halbjahr der theoretischen Ausbildung Ihre Erfahrungen bezüglich des Klassenverbandes, der Methodenvielfalt ihrer Lehrkräfte und deren Bewertungsvorstellungen und lernten den organisatorischen Ablauf der Schule kennen. Wahrscheinlich fehlten schon im ersten Halbjahr einige Lehrkräfte aus dienstlichen oder gesundheitlichen Gründen und es fielen Vertretungsstunden an. Sie machten es sich zur Gewohnheit, täglich an den Vertretungsplan zu schauen, bevor Sie nach Hause gingen.

Vielleicht waren Sie ganz froh, als nach den Theoriewochen, die praktische Ausbildung begann. Jetzt wurden Sie, je nach der Ausbildungsrichtung, mit Patienten, Schwestern und Ärzten konfrontiert und lernten den Tagesablauf in der Praxis (Station, Labor, Heim…) kennen. Sicher konnten Sie dem Routineablauf anfänglich nicht folgen und hatten das Gefühl, dass Sie nur im Wege standen. Doch mit der Zeit und mit einem umsichtigen Auge für die anfallenden Arbeiten, integrierten Sie sich zunehmend immer besser in den Tagesablauf. Praxisanleiter führten Sie in die praktischen Tätigkeiten ein, Schwestern zeigten Ihnen die täglichen Handgriffe und sie lernten den Umgang mit Patienten kennen. Auch die praktische Ausbildung hatte ihre Tücken. Am Ende einer Schicht bzw. eines Arbeitstages verspürten Sie sicher die Folgen einer bisher ungewohnten und anstrengenden Arbeit. Sie waren müde und abgespannt.

Mit der Zeit gewöhnten Sie sich an den Wechsel zwischen dem Theorie- und Praxisturnus, der den Ausbildungsrhythmus bis zum Ende der Ausbildungszeit bestimmte. Aus der Sicht eines Stressforschers könnte man sagen, dass Sie sich an die neuen Anforderungen mithilfe Ihres zur Verfügung stehenden Bewältigungsrepertoires anpassen mussten.

***Worin besteht nun das Stressproblem in der Ausbildung?***

Die Auszubildenden haben, wie bereits erwähnt, verschiedene Schulabschlüsse und bringen somit unterschiedliche Bildungsvoraussetzungen mit. In der Regel sind sie ein kontinuierliches und tägliches Lernen nicht gewöhnt. Lernen ist bei ihnen noch kein immanenter Bestandteil im Tagesablauf. Sie beginnen mit dem Lernen oftmals erst einen Tag vor der angekündigten Arbeit. Werden an einem Tag mehrere Arbeiten geschrieben, bekommen sie hinsichtlich ihrer Lernplanung Schwierigkeiten. Deshalb versuchen sie mit den betreffenden Lehrern in Verhandlung zu treten, um die Arbeiten zu verschieben, sodass sie sich nur für eine Arbeit am Tag vorbereiten zu brauchen. Das entspricht ihrer bisherigen erworbenen Lerneinstellung. Oftmals fragen sie den Lehrer dann noch danach, was in der Arbeit dran kommt, um es sich noch einfacher zu machen, damit sie nur das Nötigste zu lernen brauchen. Auf diese Art und Weise kommen sie ganz gut durch die Ausbildungsjahre und erhalten auch im Schnitt gute Zensuren.

Die Lehrer werden hinsichtlich ihrer Zensurengebung auch kontrolliert. Sie müssen eine ausreichende Anzahl von Zensuren pro Schüler in den Fächern oder Lernfeldern erteilen. Deshalb sind die abzufragenden Stoffgebiete vom Umfang klein und für die Schüler bzw. Auszubildenden ist der Lernstoff überschaubar und sie stellen sich auf diesen Abfragemodus im Verlauf der Ausbildung ganz gut ein. Zunächst können beide Seiten mit den dann erbrachten Leistungen zufrieden sein. Schwierigkeiten treten auf, wenn die Zeit der Abschlussprüfungen am Ende der Ausbildungszeit naht. Nun müssen die Auszubildenden den gesamten Stoff, der während der Ausbildung vermittelt wurde, lernen. Damit haben sie naturgemäß große Schwierigkeiten. Da sie das Lernen bisher nicht gelernt haben, wissen sie nicht, wie sie die Stoffmenge angehen sollen. Das letzte Vierteljahr vor den Prüfungen werden die Auszubildenden nervös und versuchen irgendwie den Stoff zu lernen. Im Unterricht fragen sie öfter: „Wozu müssen wir das alles lernen, das brauchen wir für den künftigen Beruf doch nicht alles?“ Sie sortieren ihre Hefter, lesen in ihnen und versuchen die Inhalte zu verstehen. Bestimmte Dinge müssen aber auch auswendig gelernt werden, was ihnen nicht leicht fällt. Viele Auszubildende verzetteln sich beim Lernen und sind nicht so richtig in der Lage, sich Übersicht über den Lernstoff zu verschaffen. Die Kunst, das Wesentliche vom Unwesentlichen zu unterscheiden, beherrschen nur wenige Auszubildende. Die entdeckten Wissenslücken am Ende der Ausbildungszeit lassen sich nun nicht mehr ausreichend schließen. Deshalb schrauben nicht wenige der Auszubildenden ihre Leistungsansprüche, was die Prüfungszensuren angeht, herunter. Eine oft formulierte Aussage ist dann: „Hauptsache ich bestehe die Prüfungen, egal wie!“

Während der Ausbildung besteht bei vielen Auszubildenden ein Missverhältnis zwischen Lernzeit und Freizeit. Eigene Untersuchungen haben ergeben, dass durchschnittlich etwa pro Tag eine halbe Stunde gelernt wird und der Rest ist Freizeit. Sie umfasst ca. 8 Stunden, wenn das Wochenende mit gerechnet wird. An den Wochenenden lernen die Auszubildenden mehrheitlich nicht. Das aufgebrachte „Opfer“ zum Lernen ist deutlich zu gering, wenn man sich in einem Ausbildungsverhältnis befindet. Diese praktizierte Lernmotivation führt unweigerlich zu Defiziten im Wissen und Können, die kaum zu schließen sind. Somit entsteht Stress in der Ausbildung! Dieser äußert sich bei den Auszubildenden auf der physischen, psychischen und sozialen Ebene. Auszubildende leiden u. a. schon unter Herz-Kreislauf-Beschwerden, Atembeschwerden, Gastritis, Magen-Darmgeschwüren, chronischer Müdigkeit, Schlafstörungen, Kopfschmerzen, Muskelverspannungen; Konzentrations-, Gedächtnis- und Leistungsstörungen, Realitätsflucht, Depressionen, Apathie, Gefühlsschwankungen und Unzufriedenheit. Ihr Verhalten kann gekennzeichnet sein durch: Gereiztheit, Aggressionen, sozialen Rückzug, Verlust von Begeisterungsfähigkeit, Flucht in die Krankheit, Suchtverhalten und Störung des Schlafverhaltens. Andere werden für die eigene Situation verantwortlich gemacht. Diese Stressreaktionen sollte jede Lehrkraft kennen und natürlich auch die Auszubildenden!

Ausbildungs- und Schulstress betreffen Auszubildende, Schüler und auch Lehrkräfte! Das belegen zahlreiche wissenschaftliche Studien. Bis zu 75 % der deutschen Lehrkräfte zeigen Anzeichen des Burnout-Stress-Syndroms (D. Smolka, 2000; U. Schaarschmidt u. a., 1999).

67 % von 174 Auszubildenden einer deutschen Berufsschule haben einen unzureichenden Stressumgang (J. Rosenkranz, 2006), 64 % von 186 Internatsschülerinnen aus der Zentralschweiz leiden unter Ausbildungsstress (K. Biener, 1993). 40 % von 3500 Kindern wiesen bei der Einschulungsuntersuchung (Wetteraukreis) nach Angaben des Kreisgesundheitsamts Entwicklungsstörungen oder Verhaltensauffälligkeiten auf und 400.000 Kinder sollen in Deutschland von der Aufmerksamkeitsdefizit-Hyperaktivitätsstörung betroffen sein (M. Ryffel, 1996; K. Skrotzki, 1996; K.

Wilhelm, 2000). Lohaus-Beyer und Klein-Heßling (2004) befragten 1699 Schüler der Klassen 5 bis 10 hinsichtlich physischer und psychischer Symptome. Häufig auftretende physische Symptome, die die Schüler angaben, waren Kopfschmerzen, Unruhe, Schlaflosigkeit, Unkonzentriertheit, Appetitlosigkeit, Bauchschmerzen, Schweißausbrüche und Schwindel. Zu den psychischen Symptomen, unter denen die Schüler mehrfach in der Woche litten, zählten Verärgerung, Wut, Erschöpfung, Unzufriedenheit, Anspannung, Traurigkeit, Einsamkeit und Überforderung.

Reißig und Petermann (1996) stellten eine Rangfolge der von Schülern in den sechsten Klassen in Leipziger Mittelschulen erlebten psychosozialen Belastungen auf. Relevante Problembereiche waren Schulstress (62,7 %), schlechte Zensuren (35,2 %), Streit im Elternhaus (28 %), seelische Belastungen (27,1 %), Geldsorgen (25,3 %), Ärger mit Lehrern (14,1 %) sowie Suizidabsichten (3,4 %).

Ähnliche Ergebnisse wurden von Rossbach (1995) im Rahmen einer Untersuchung an einer Mittelschule in Chemnitz (6. bis 9. Klasse) ermittelt. Auch hier zählte Schulstress (57,6 %) neben Problemen mit den Zensuren (45,8 %) zu den am häufigsten genannten Belastungen.

Bei Nichtbewältigung von Anforderungen können sich neben Ängsten weitere negative Emotionen einstellen. Engel und Hurrelmann (1989) untersuchten typische, die Belastungsverarbeitung begleitende Emotionen auf ihre prozentuale Auftretenshäufigkeit hin. Am häufigsten traten dabei Wut (26,1 %), Ärger (20,5 %), Erschöpfung (18,2 %), depressive Verstimmungen bzw. Traurigkeit (17,8 %), Gefühle der Überforderung (12,3 %), der Angespanntheit (9,3 %) und der Unzufriedenheit (7,8 %) auf. Aber auch Nervosität / Unruhe (18,3 %), Konzentrationsschwierigkeiten (9,6 %), Schlaflosigkeit (9,5 %), Albträume (5,2 %) sowie körperliche Symptome wurden als Folgen einer nicht gelingenden Bewältigung ermittelt. Zu den körperlichen Symptomen zählten u. a. Kopfschmerzen (23,4 %), Magenbeschwerden (10,2 %), Händezittern (8,4 %) und Übelkeit (8,1 %).

In einer internationalen WHO-Vergleichsstudie wurden im Zeitraum von 2001 bis 2002 Schüler (n = 5640) aus 35 Ländern im Alter von 11 bis 15 Jahren nach ihren psychosomatischen Beschwerden im Zusammenhang mit dem Stresserleben befragt. Zu den erfassten Symptomen gehörten: Müdigkeit / Erschöpfung (25 %), Einschlafschwierigkeiten (14 %), Gereiztheit / schlechte Laune (14 %), Kopfschmerzen (12 %), Rückenschmerzen (8 %) und Bauchschmerzen (7 %).

Die dargestellten psychologischen und körperlichen Problembereiche bei Kindern und Jugendlichen lassen sich in fünf Symptomklassen (Stück, M., 2000) zusammenfassen:

1. **emotionale Störungen**
   Ängste, Minderwertigkeitsgefühle, depressive Verstimmungen, Unzufriedenheit, Aggressivität, Nervosität, Unruhe;
2. **motivationale Störungen**
   Schulunlust, Schulverweigerung;
3. **Verhaltensstörungen**
   soziale Kontaktstörungen, Gewaltverhalten, nervöses Verhalten, Schlafstörungen;
4. **Lernstörungen**
   Aufmerksamkeitsprobleme, Konzentrationsschwächen;
5. **psychosomatische Symptome**
   Kopfschmerzen, Magenbeschwerden, Übelkeit, Händezittern, starkes Herzklopfen, Schwindelgefühle.

Als Hauptursache für die auftretenden Symptome können eine nicht gelingende Stressbewältigung in der Schule oder zu Hause bzw. in der Freizeit angesehen werden. Wie in den Untersuchungen von Reißig und Petermann (1996) deutlich wird, nimmt das Stresserleben bei etwa 60 % der an verschiedenen Schulen untersuchten Schüler in der Beurteilung ihrer Situation einen vorderen Rang ein.

Schulstress, Prüfungs- und Leistungsängste, steigende Aggressivität, Konzentrationsprobleme und psychosomatische Störungen sind Folgen von nicht bewältigten Belastungen bei Kindern und Jugendlichen.

Eine schweizer Studie zeigt den Zusammenhang zwischen Stress und Rauchen bei Schülerinnen und Schülern. Bereits 19,2 % der Schüler und 17,9 % der Schülerinnen im Alter von 15 bis 16 Jahren rauchen täglich. Eine deutsche Studie zeigt das Rauchverhalten verschiedener Altersgruppen. 25 % der 15 bis 20 Jährigen; 37 % der 25 bis 30 Jährigen; 40 % der 35 bis 40 Jährigen und 42 % der 45 bis 50 Jährigen sind Raucher. Die Studie zeigt, dass das Rauchverhalten mit zunehmenden Arbeitsjahren ansteigt. Es besteht ein direkter Zusammenhang zwischen Anforderung (Ausbildung, Arbeit) und Stress.

Die Symptomangaben von Kindern und Jugendlichen stehen in Beziehung mit dem Stresserleben. Je mehr Stress erlebt wird und dieser nicht entsprechend bewältigt wird, desto mehr Stress-Symptome treten auf. Dieser Befund verdeutlicht, wie wichtig es ist, Kindern und Jugendlichen bei der Bewältigung von Stressbelastungen und deren Folgen gezielt Hilfen anzubieten und als Helfer über die Grundlagen des Stress-Phänomens Bescheid zu wissen.

Diese Beispiele zeigen auch, dass die Menschen in der Nonstop-Gesellschaft (J. Moore-Ede, 1993) zunehmend Probleme mit der Stressverkraftung und Stressverarbeitung haben. Die Missachtung des menschlichen Grundrhythmus von Aktivität und Ruhe im Tagesablauf ist dafür mitverantwortlich (J. Zulley, 1998; K. Hecht 2001). Das Lernen und Arbeiten wird zunehmend als notwendiges Übel betrachtet und der Schwerpunkt des lebenswerten Lebens wird in die Freizeit verlegt (G. Hildebrandt, 1998). Viele Schüler, Auszubildende und Studenten verschwenden ihre Zeit mit einer passiven Freizeitgestaltung. Sie lassen die Zeit, ohne sie sinnvoll zu nutzen, verstreichen (K. Hecht, 1994). Dieser falsche Zeitumgang führt z. B. dazu, dass kurz vor der Prüfung rund um die Uhr unter Termindruck (Stress) „gebüffelt" wird. Als Ergebnis kann infolgedessen nur ein unsicheres und oberflächliches Wissen prognostiziert werden, das schnell wieder vergessen wird. Viele überforderte Schüler und Auszubildende entwickeln Vermeidungsstrategien, indem sie ständig über das „Warum, Wieso und Wozu brauchen wir den Stoff" diskutieren, anstatt das Problem anzugehen. Die Disziplin in den Klassen wird zunehmend schlechter. Permanent anhaltender Dauerstress (Disstress) geht bei Lehrkräften und Lernenden mit einer Herabsetzung der Motivation und Initiative, einer ungenügenden Belastbarkeit, einer erhöhten Tagesmüdigkeit und mit einer Schwächung der Abwehr einher.

Zu den Ursachen, die bei Lehrkräften Disstress erzeugen (D. Smolka, 2000; J. Rosenkranz, 2000), gehören:

- die geringe Bereitschaft der Gesellschaft in Jugend zu investieren;
- die wachsende Zahl von Kindern und Jugendlichen, die mit sozialen und erzieherischen Defiziten in die Schule oder in die Ausbildung kommen;
- Sinnkrise von Schulbildung, wenn Leistung in der Schule nicht mehr mit beruflicher Ausbildungschance und Perspektive einhergeht;
- Arbeitslosigkeit in den Familien mit den belastenden Folgen für die soziale und persönliche Entwicklung der Kinder und Jugendlichen;
- die mangelnde Anerkennung des Lehrerberufs in der Bevölkerung und durch die Gesellschaft („Lehrer sind faule Säcke");
- die Zunahme der Aufgaben und der Mehrarbeit bei gleichzeitigem Fehlen von Junglehrern;
- der zunehmende Bürokratismus und Formalismus;
- ständige Reglementierungen, das Aufzwängen von Unterrichtsmethoden;
- die unausgewogenen Stundenpläne und damit die ungleichmäßige Belastung;
- die Oktroyierung verschiedenster Projekte, um das Schulbild nach außen zu schönen;

- die „mediengesteuerte“ Jugend, die nur noch Vergnügungen und Spaß haben möchten und jegliche kognitiven Anstrengungen vermeidet;
- keine geregelten Mahlzeiten, zu kurze Pausen, Fahrstress zu dezentralen Einrichtungen der Schule;
- Ängste den Anforderungen nicht mehr genügen zu können;

Diese Disstress-Ursachen führen bei vielen Lehrkräften allmählich zu einer körperlichen und emotionalen Erschöpfung und zu Leistungsdefiziten (U. Schaarschmidt, W. Kieschke, A. Fischer, 1999).

Disstress-Ursachen bei Lernenden und Auszubildenden (W. Klafki, 1991; K. Biener, 1993; J. Rosenkranz, 2000) sind zu sehen in:

- dem Leistungs- und Prüfungsdruck;
- der zunehmenden Stofffülle;
- dem bestehenden Zeitdruck;
- der falschen Zeiteinteilung;
- dem unzureichenden Problemlöseverhalten;
- der Kombination von Unter- und Überforderung;
- dem Fehlen von Sinnzusammenhängen, dem Auswendiglernen;
- dem passiven Freizeitverhalten;
- dem Mangel an Lern- und Leistungsmotivation;
- dem Missverhältnis zwischen Lernzeit und Freizeit;
- dem Bestehen sozialer Rangkämpfe;
- der Angst vor dem Versagen.

Diese Disstress-Ursachen veranlassen viele Lernende zur „Flucht in die Freizeit“. Vor und in Prüfungssituationen entscheidet dann die psychoemotionelle Regulationslage (Stressumgang), in der sich der Lernende befindet, über den Ausgang der Prüfung sowie die Einstellung der Lehrkraft über den Sinn einer Prüfung (J. Rosenkranz, 1999).

# Zusammenfassung

- *Sowohl die praktische als auch die theoretische Ausbildung kommen als Stressauslöser infrage.*

- *Die Auszubildenden werden im Praxisturnus oftmals als „billige Arbeitskräfte" voll in den Arbeitsprozess einbezogen, der sie physisch und psychisch beansprucht! Zum Lernen fehlt ihnen während dieser Zeit die notwendige Motivation. Selbst wenn sie wollten, sie können den inneren „Schweinehund" nicht überwinden.*

- *Im sich anschließenden Theorieturnus werden sie dann mit einer zunehmenden Stofffülle, sich häufenden Leistungskontrollen, ständigen Gruppenarbeiten, zu vielen Unterrichtsstunden mit dazwischen liegenden „Leerlaufzeiten", Planungsdisharmonien, unvorhergesehenen Raumwechseln und mit übermotivierten, motivierten und demotivierten Lehrkräften konfrontiert.*

- *Infolge der unterschiedlichen Einstellungen und Haltungen zum Lernen, bilden sich in der Klasse Gruppen aus, die untereinander konkurrieren. Sie bilden häufig Anlass für Disziplinstörungen während des Unterrichts.*

- *Die Art und Weise, wie Lehrkräfte unterrichten, Leistungen bewerten, Verständnis gegenüber den Auszubildenden aufbringen, hat wesentlichen Einfluss auf die Lernmotivation, Stressentstehung und Stressverarbeitung bei den Auszubildenden.*

- *Im Prinzip überfordert die derzeitige praktische und theoretische Ausbildung das gewohnte Stressbewältigungsrepertoire der Auszubildenden.*

- *Der Berufsschulalltag mit seiner alternierenden praktischen und theoretischen Ausbildung stellt sich für Auszubildende und Lehrkräfte als eine permanente Stressquelle dar. Es besteht ein Missverhältnis zwischen Anspannung (Stress) und Entspannung (Ruhe).*

- *In der Folge entwickeln Auszubildende und Lehrkräfte „psychosomatische Störungen", die Einfluss auf ihre Gesundheit und Leistungsfähigkeit haben. Übrigens treten diese Störungen auch schon bei Schülern der Grund-, Mittel- und Oberschule auf.*

- *Permanent anhaltender Schul- und Ausbildungsstress gefährdet die Gesundheit von Schülern, Auszubildenden und Lehrkräften!*

- *Aus diesem Grund besteht ein dringender Handlungsbedarf zur Stressberatung!*

Bevor Sie sich mit der wissenschaftlichen Seite des Phänomens „Stress" befassen, lesen Sie bitte, welche Auffassungen Laien (Auszubildende) auf diesem Gebiet haben.

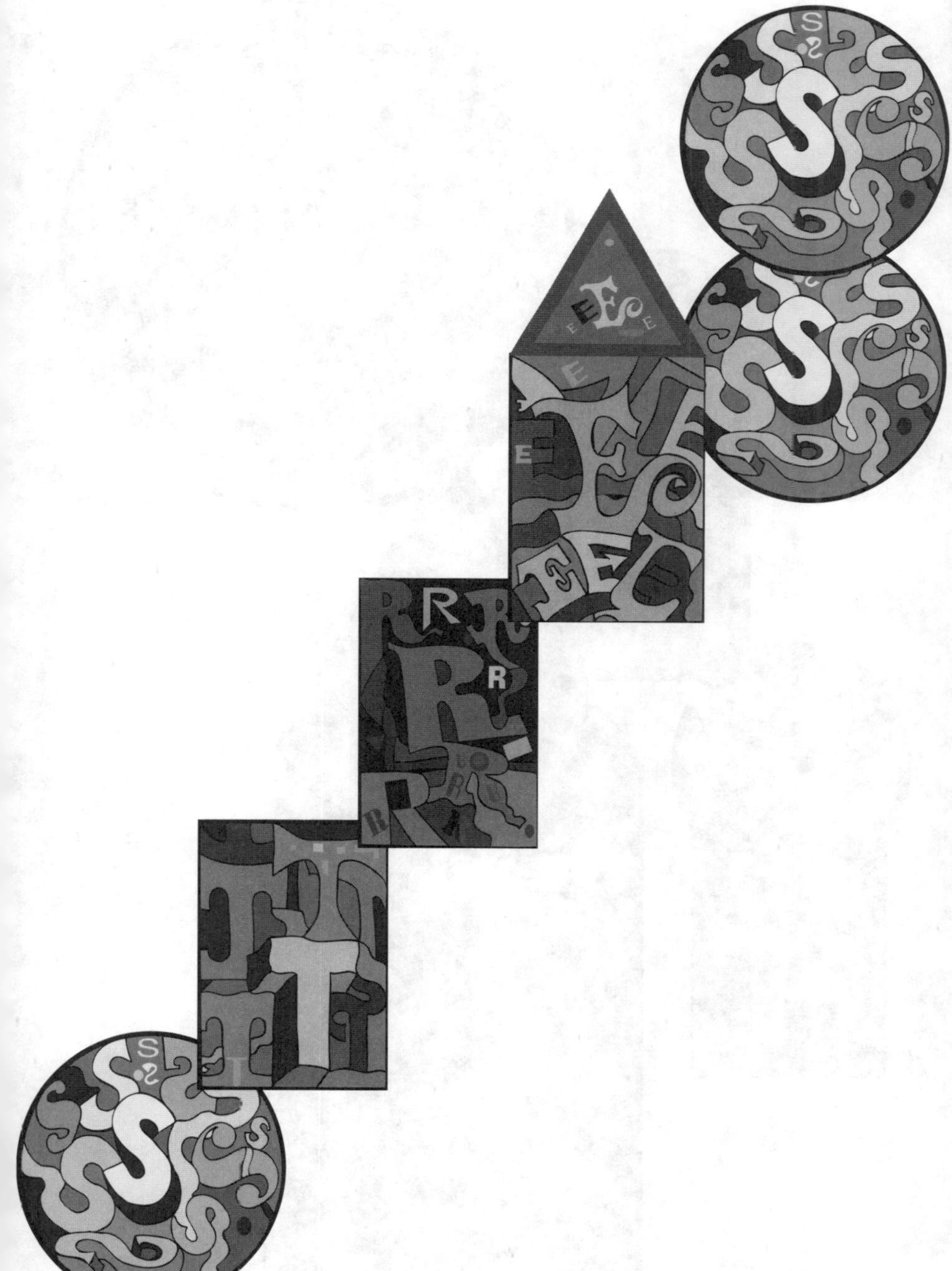

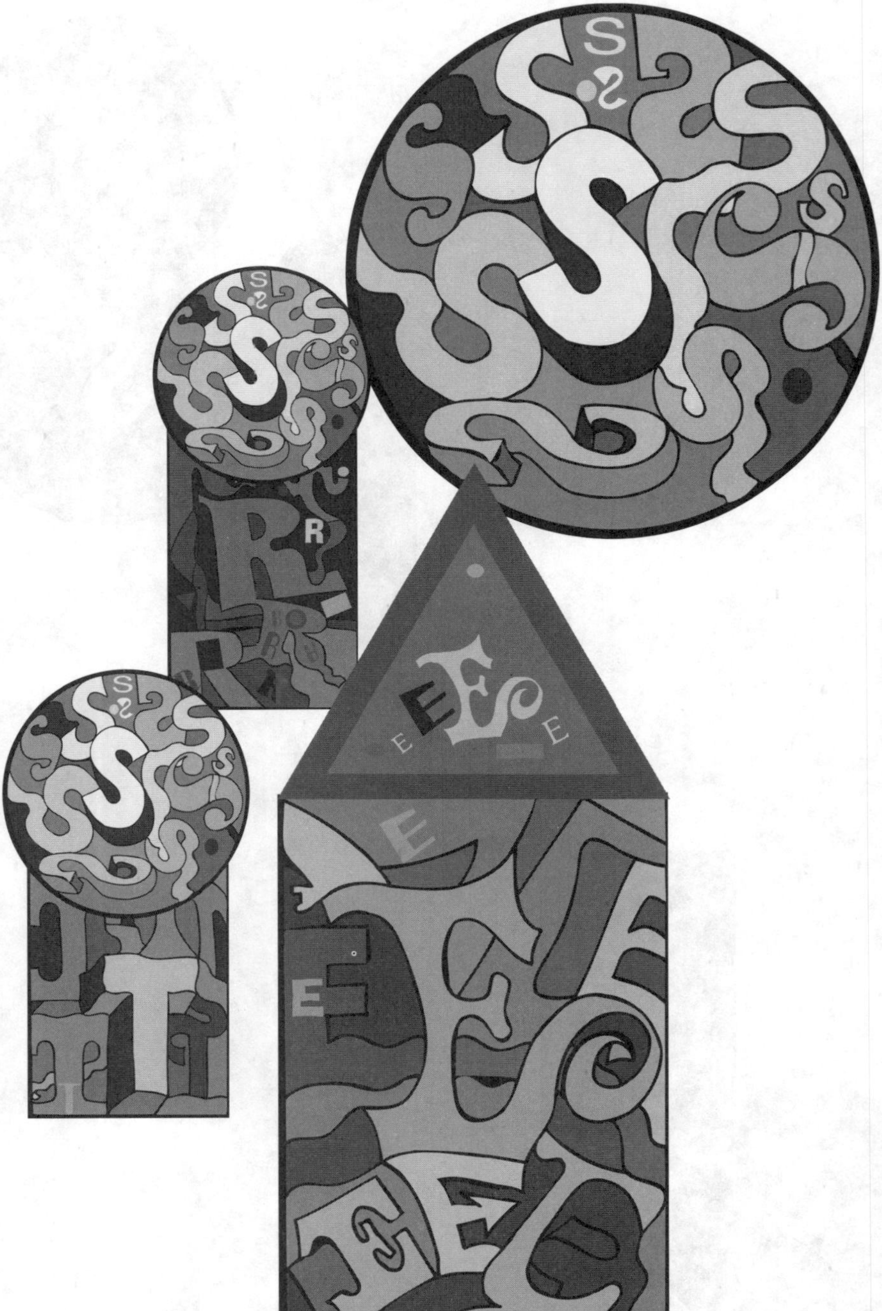

# 2 Was verstehen Auszubildende unter Stress?

## *Fallbeispiele*

Zu diesem Thema wurden auf der Basis der Freiwilligkeit Auszubildende aus verschiedenen Berufsschulen befragt. Sie haben mir erlaubt, ihre schriftlich fixierten Gedanken in diesem Stressleitfaden unter geänderten Namen, also anonym, zu veröffentlichen. Dafür bin ich allen sehr dankbar.

Ausdruck und Rechtschreibung wurden von mir geringfügig und ohne Sinnentstellung verbessert.

**Umfrage zum Stress**

1. Was verstehen Sie unter Stress?
2. Wie äußert sich bei Ihnen Stress?
3. Schildern Sie eine Stress-Situation aus Ihrem Berufsleben!
4. Wie sind Sie mit dieser Stress-Situation umgegangen?

### *Christine, 25 Jahre (Auszubildende der Fachrichtung Orthoptisten)*

- Stress ist für mich, wenn ich mich durch andere Menschen und bestimmte Situationen unter Druck gesetzt fühle oder unter Druck setzen lasse. Stress bedeutet, Angst zu haben vor dem Versagen oder Erwartungen von bestimmten Leuten / Institutionen nicht erfüllen zu können. Stress basiert auf der Beeinflussung von außen. Wäre man ausgeglichen und völlig selbstsicher, würde man sich von nichts und niemanden stressen lassen.

- Stress äußert sich bei mir, indem ich keine Zeit mehr zum Schlafen finde bzw. obwohl ich schlafen könnte, kann ich einfach nicht einschlafen. Außerdem bin ich chronisch schlecht drauf und streite ständig mit anderen Leuten. Insbesondere der Partner hat dann darunter zu leiden. Ist die Stress-Situation sehr akut, z. B. kurz vor einer Prüfung, schwitze ich viel, könnte die ganze Zeit auf dem „stillen Örtchen“ (keine Details!!!) verbringen, ich habe Herzklopfen, plappere wie verrückt und versuche so schnell wie möglich noch viel in meinen Kopf zu kriegen, was ja eigentlich eh sinnlos ist, oder man versucht sich so zu beruhigen: „Ich habe doch alles gegeben, bis zur letzten Minute gelernt!“
- Unter Stress ist man unkonzentriert und macht Fehler, man wird tollpatschig und erreicht meist nur das Gegenteil von dem, was man eigentlich wollte. Z. B. muss man unbedingt den einen Bus kriegen, man nimmt seine Tasche in Hektik und der Träger reißt, der Inhalt liegt verteilt auf dem Boden, es dauert, bis alles eingesammelt ist und der Bus wird verpasst.
- Ich glaube, dass Stress manchmal sehr gefährlich sein kann, was dieses Beispiel verdeutlichen soll. Ich hatte einmal zwei Wochen durchweg Klausuren im Akkord zu schreiben und es war wirklich sehr viel zu lernen. Das Problem daran war aber, dass ich für das Lernen keine Zeit gefunden habe, da ich zwei andere Projekte (im Theater und bei einer Tanzgruppe) ebenfalls in diesen zwei Wochen bewältigen musste. Ich hatte also bis nachmittags Praxis und Schule, danach ging es hintereinander zu den Proben für die zwei Projekte und das Lernen blieb fast auf der Strecke. Ich kam nachts 24.00 Uhr nach Hause, nahm den Hefter mit in`s Bett und schlief ein. Sicher hatte ich es mir durchgelesen, aber viel mehr nicht. Ich habe mir einfach keinen Stress gemacht. Ich bin ruhig geblieben. Habe zwar wegen dem schlechten Gewissen, nichts für die Klausuren getan zu haben, aber meine Zeit mit der Tanzgruppe zu verbringen, diese manchmal ziemlich angepflaumt, aber sonst habe ich versucht, mich nicht fertig zu machen. Der Erfolg war auf meiner Seite. Ich hatte zwei schöne aufregende Projekterfolge und viele erfolgreich bestandene Klausuren, nur weil ich ruhig geblieben bin. Der Stress hat mich angespornt, es allen zu zeigen, dass ich auch mehrere Sachen meistern kann, wenn ich es will und auf nichts verzichten zu müssen (Tanzgruppe, Theater ….).

*Die Auszubildende assoziiert mit dem Begriff Stress Druck von außen, Versagensängste sowie Nichterfüllung von Erwartungen des sozialen Umfeldes. Sie erkennt, dass Selbstsicherheit und Ausgeglichenheit wichtige Voraussetzungen für den Stressumgang sind und dass unter Stress Fehler auftreten können. Stress äußert sich bei Christine auf der vegetativen Ebene (Schwitzen, Magen-Darm-Störungen, Herzklopfen), geistigen Ebene (Konzentrationsstörungen) und auf der Verhaltensebene. Sie überträgt ihr eigentliches Problem auf ihr soziales Umfeld (Partner, Theatergruppe, Tanzgruppe), an dem sie ihre schlechte Laune auslässt. Trotz der wenigen Zeit, die sie mit der Vorbereitung auf die bevorstehenden Klausuren verbringt, gelingt es ihr,*

*Freizeit und Lernzeit erfolgreich miteinander zu verbinden. Scheinbar lernt sie in der kurzen Zeit effektiv und ihre innere Ruhe ist der Garant für ein konzentriertes Lernen. Eigentlich weiß sie aber, und das zeigt ihr schlechtes Gewissen, dass sie mehr Zeit mit dem Lernen verbringen müsste. Zusammenfassend kann man aber sagen, dass sie den Stress gut bewältigt hat.*

### Heike, 18 Jahre (Auszubildende der Fachrichtung Orthoptisten)

- Stress ist für mich eine seelische Belastung, wo Versagensangst auftritt (z. B. Noten, Arbeiten).
- Unter Stress werden meine Hände extrem feucht und ich werde rot im Gesicht. Mein Puls wird schneller und in manchen Situationen suche ich in meiner Umwelt Dinge, die ich fixieren kann. Dies ist z. B. der Fall, wenn ich einen Vortrag halten muss.
- Nun schildere ich eine Stress-Situation aus der Praxis, das heißt aus der Sehschule. In dieser Zeit habe ich immer früh`s Bauchschmerzen. Ich werde jedes Mal extrem nervös, wenn die Person, die mich benotet, hinter mir sitzt und darauf wartet, dass ich etwas falsch mache und dann noch mich vor dem Patienten kritisiert. In diesem Moment weiß man nicht mehr was man machen soll und ist völlig raus. Der Patient bekommt diese Situation natürlich mit. Die Person, die mich benotet, meint, dass ich mehr Selbstvertrauen und Selbstsicherheit bekommen müsse. Wie soll ich dies aufbauen, wenn man immer beobachtet wird und vor dem Patienten schlecht gemacht wird?
- Am Anfang der Ausbildung habe ich deshalb immer schlechte Noten bekommen. Aber im Laufe der Zeit habe ich ein System entwickelt, was mir hilft, Ruhe zu bewahren. Wenn ich früh`s aufstehe und der Bauch mir weh tut, weil ich Angst habe vor dem Tag, mache ich Musik an (Von den Ärzten: Das Lied vom Scheitern). Es handelt davon, dass jemand immer alles gemacht hat, um gut und beliebt zu sein, aber er hat eingesehen, dass es keinen Sinn hat, sich dafür zu verstellen und sich fertig zu machen. „Du bist immer dann am besten, wenn`s dir eigentlich egal ist", heißt es. Diesen Satz singe ich mir in Gedanken, wenn ich wieder vor dieser Situation stehe. Seit dem bekomme ich gute Noten, ich werde nicht mehr so nervös, wenn die Ausbilderin hinter mir sitzt.

*Heike verbindet mit Stress eine seelische Belastung und Angst vor dem Versagen. Stress äußert sich bei ihr auf der vegetativen Ebene (feuchte Hände, erhöhte Pulsfrequenz, Gesichtserrötung, Bauchschmerzen), auf der geistigen Ebene (Nervosität, Angst) und auf der Verhaltensebene. Sie erlebte zu Beginn ihrer Ausbildungszeit Bewertungssituationen als Bedrohung, die bei ihr Unsicherheit und mangelndes Selbstvertrauen auslöste. Mithilfe von Musik versucht sie sich zu Beginn des Tages zu entspannen. Dabei dient ihr der sinnvolle Textinhalt als Orientierungshilfe, um in*

*Stress-Situationen ruhiger zu bleiben. Diese Art der Entspannung scheint ihr zu helfen, denn sie bekommt inzwischen bessere Noten und ihr Selbstvertrauen ist gestiegen.*

**Grit, 22 Jahre (Auszubildende der Fachrichtung Orthoptisten)**

- Stress ist für mich im Allgemeinen ein Zustand, der sehr belastend sein kann. Dieser Zustand wird durch verschiedene Faktoren ausgelöst, die variieren können. Manchmal, je nach Tagesform, reicht schon ein Faktor (schlechter Schlaf) aus und an anderen Tagen ist man wiederum stressresistent. Stress hängt also vom inneren Befinden und von äußeren Umständen ab.
- Meist versuche ich mir nicht anmerken zu lassen, dass ich im Stress bin. Innerlich merke ich eine Unruhe. Ich weiß dann oft nicht, was ich als erstes erledigen soll und vergesse dann die Hälfte.
- Arbeit ist oftmals stressig. Eine bestimmte Situation fällt mir so nicht ein. Unangenehm und stressfördernd ist es immer, wenn man Aufgaben erledigen soll, bei denen man die Lösung und die Vorgehensweise nicht weiß und die Ausbilderin hinter einem steht.
- Wie gehe ich mit dieser Stress-Situation um? Einfach machen und hoffen, dass es schnell vorbei ist. Wenn der Tag in der Praxis geschafft ist, setze ich mich allein oder mit Freunden gemütlich hin, trinke Kaffee und rauche dazu eine Zigarette.

*Stress ist für Grit eine Belastung, die von äußeren und inneren Faktoren abhängt, die variabel sein können. Stressäußerungen bei ihr sind Unruhe, Vergesslichkeit und Schlafstörungen. Fehlendes Lösungsverhalten unter Beobachtung ist für sie eine Stress-Situation. Sie ist froh, wenn diese schnell vorbei ist. Sie löst das Stressproblem nicht kausal, sondern überdeckt dieses mit dem Konsum von Genussmitteln und mit Hilfe sozialer Kommunikation.*

**Bärbel, 21 Jahre (Auszubildende der Fachrichtung Orthoptisten)**

- Stress ist für mich, wenn ich mein Pensum in der vorgegebenen Zeit nicht schaffe bzw. es so aussieht, dass ich es nicht schaffen werde.
- Bei Stress werde ich nervös, hektisch und unruhig. Ich versuche mein Ziel trotzdem zu erreichen und ruhig zu bleiben. Zu Hause gelingt mir das Ruhigbleiben oftmals nicht so. Dann werde ich laut und zicke andere Leute an, die mich ansprechen. Diese Leute kenne ich gut. Bei Autoritätspersonen ist dies nicht der Fall. Hier versuche ich, wie gesagt, Ruhe zu bewahren und meine Aufgaben zu erledigen. Oft unterlaufen mir dann Fehler und ich werde depressiv.

- Ich bin in der Sehschule alleine eingeteilt. Wir haben acht Patienten. Alle kommen fast auf einmal. Ich komme gar nicht hinterher. Ich merke, dass die Ausbilderin schon drängelt, obwohl sie nichts sagt. Das Kind z. B., dass ich untersuchen soll, macht überhaupt nicht richtig mit und ich bekomme keine richtigen Angaben. Innerlich kocht es in mir hoch. Mir wird heiß und ich werde nervös. Ich denke: „Bärbel reiß dich zusammen!“. Es wird jedoch alles noch schlimmer, ich mache Fehler bei der Untersuchung, die ich nicht machen dürfte, das heißt, meine gute Note ist pfutsch.
- Wie gesagt, ich sage mir immer wieder: „Bleibe ruhig!“, „Schau drüber hinweg!“, „Kopf hoch!“. Also, ich versuche mich aufzubauen. Wenn ich dann aber erstmal Fehler gemacht habe, und somit meine Note versaut habe, ärgere ich mich total über mich selber. Dann darf mich auch erstmal niemand ansprechen, außer eine höherstehende Autoritätsperson. Irgendwann legt es sich dann wieder. Ich muss ja auch weiterarbeiten und habe somit ja nicht ganz soviel Zeit darüber nachzudenken. Am nächsten Tag ist dann meistens alles überstanden, zumindest so, dass ich keinen Stress mehr habe. Ich habe mich mit der Situation abgefunden.

*Bärbel versteht unter Stress Zeitdruck. Stress äußert sich bei ihr auf der geistigen Ebene (Nervosität, Unruhe, Konzentrationsstörung)), der vegetativen Ebene (Blutdruckerhöhung) und der Verhaltensebene (schlechte Laune anderen Personen gegenüber).*

*Infolge der Arbeitsfülle macht sie Fehler, die sie ärgern, da sie an sich einen hohen Leistungsanspruch stellt. Sie hat sich mit der Situation abgefunden und nimmt die Dinge, wie sie sind. Ihre Stressverarbeitung ist gut, aber ihre Stressverkraftung nicht.*

**Brigitte, 20 Jahre (Auszubildende der Fachrichtung Orthoptisten)**

- Stress ist eine seelische Belastung des Körpers, welche von jedem Menschen unterschiedlich aufgefasst wird. Manche haben Angst in einem Fach zu versagen, andere wiederum haben Stress auf Arbeit, da sie zuviel arbeiten und mit der Situation nicht zurechtkommen.
- Stress bei mir äußert sich dadurch, dass z. B. viel zu viele Menschen etwas von mir wollen, ich ihnen alles Recht machen will und dadurch für mich selbst keine Zeit mehr habe. Somit kann ich meinen Interessen nicht mehr nachgehen, werde launisch und bin unkonzentriert.
- Stress-Situation in der Praxis: Man soll Patienten untersuchen, dann möchte ein Arzt, dass man eine Akte für ihn heraussucht, aber nach drei Stunden immer noch nicht gefunden hat. Weiterhin soll man sich um den Patienten kümmern und für einen anderen Arzt Aufgaben erledigen. Es geht soweit, dass ich

nicht dazu komme, eine Pause zu machen. Nach der Praxis haben wir noch Unterricht in der Schule. Wie soll man sich auf diesen konzentrieren nach einer solchen Belastung in der Praxis?

- Es bestehen zu viele Einflussfaktoren, die bei mir Stress auslösen und es fehlen Phasen der Erholung.
- Wie bin ich mit der Stress-Situation umgegangen? In der ersten Zeit habe ich nicht viel unternommen. Ich habe es einfach hingenommen und das gemacht, was mir gesagt wurde. Aber mit der Zeit habe ich gemerkt, dass ich launischer gegenüber meiner Familie wurde. Eigentlich liebe ich meinen Freiraum, der aber durch die Ausbildung immer mehr beschnitten wurde. Es folgten meinerseits Gespräche mit der Ausbilderin, um die Situation zu ändern. Ich habe mich entschlossen, die Ausbildung zu beenden und eine andere zu machen.

*Brigitte sieht im Stress eine seelische Belastung, die individuell ist. Stress entsteht bei ihr aus dem Missverhältnis zwischen zu vielen Arbeitsanforderungen und ihren Freizeitinteressen. Zuwenig Pausen während der praktischen Tätigkeit rufen bei Brigitte Konzentrationsstörungen hervor. Sie ist mit den praktischen und theoretischen Anforderungen, die die Ausbildung an sie stellt, überfordert. Das Problem wurde mit der Aufhebung des Ausbildungsverhältnisses gelöst oder nur verschoben!?*

### Laura, 21 Jahre (Auszubildende der Fachrichtung Orthoptisten)

- Stress ist für mich, wenn ich meine Aufgaben in einer vorgegebenen Zeit nicht schaffe bzw. nicht so lernen konnte, damit ich es für längere Zeit behalte.
- Wie äußert sich Stress bei mir? Ich werde nervös und bekomme Panik zu versagen, das wäre das Schlimmste. Ich bin dann auch aggressiv.
- Schildern Sie eine Stress-Situation aus ihrem Berufsalltag! Für unsere beiden Lehrorthoptistinnen ist es selbstverständlich, dass wir nach unserem anstrengenden Tag in der Sehschule für den nächsten Tag noch kurzfristig für eine Klausur lernen sollen. In der Sehschule untersucht man von 08.00 bis 12.00 Uhr Patienten. Die vier Stunden reichen eigentlich nicht aus, aber man muss es schaffen und gleichzeitig noch dafür sorgen, dass der Arzt immer dann zur Stelle ist, wenn man ihn braucht und man darf bei der Untersuchung keine Fehler machen. Ständig steht einem eine schlecht gelaunte Ausbilderin im Nacken. Hinzu kommen dann noch drei Stunden Unterricht am Nachmittag und wenn man dann fertig in der Wohnung ankommt, darf man noch für eine Klausur lernen. Auf das zu lernende Thema kann man sich natürlich nicht konzentrieren, weil man noch mit sich selbst im Unklaren darüber ist, warum es denn heute wieder einen auf den Deckel geben musste von den auszubildenden Lehrern, die ihren Frust immer an uns Auszubildenden auslassen.

- Wie gehe ich mit dieser Stress-Situation um? Naja, sie wissen ja, man darf sich als Auszubildende nicht sehr viel erlauben, das heißt die meiste Zeit schluckt man den Frust einfach hinunter und hofft, das der nächste Tag besser wird und man zählt die Tage, die einem noch fehlen bis man aus der Augenklinik für immer verschwinden kann!!!

*Stress verbindet Laura mit Zeitdruck und hohen Anforderungen. Stress äußert sich bei ihr im Auftreten von Versagensängsten, Nervosität und Aggressivität. Die praktische und theoretische Ausbildung bereiten Laura Stress, den sie schlecht verkraftet. Sie kann am Abend kaum entspannen, ihre Stressverarbeitung ist nicht gut. Beides führt dazu, dass sie am liebsten der Stressquelle entfliehen würde. Sie hat sich eigentlich aufgegeben, lässt den Stress kampflos über sich ergehen und zählt nur noch die Tage, bis die Ausbildung vorbei ist. Sie hofft zwar, dass der kommende Tag besser verlaufen würde, tut aber nichts dafür.*

**Umfrage zum Stress**

1. Was verstehen Sie unter Stress?
2. Wie äußert sich bei Ihnen Stress?
3. Wie gehen Sie mit dem Stress um?
4. Wie kann man Stress vorbeugen?
5. Was stresst Sie an der theoretischen Ausbildung?
6. Was stresst Sie an der praktischen Ausbildung?

### *Martin, 25 Jahre (Erwachsenenqualifikation zum Altenpfleger)*

- Unter Stress verstehe ich sämtliche Anforderungen, die an mich gestellt werden, bei denen ich zeitlich, psychisch und körperlich mit mir nicht in Einklang komme. Ich muss lernen, habe aber keine Lust. Ich muss zur Arbeit, habe aber keine Lust.
- Stress äußert sich bei mir durch Gereiztheit, Verschlossenheit, Magenprobleme und innere Unruhe.
- Meistens versuche ich den Stress zu verdrängen, ihn zu unterdrücken.
- Stress kann man vermeiden, in dem man den Tag strukturiert, sich die zu erledigenden Aufgaben einteilt, autogenes Training praktiziert usw. Ich weiß das zwar alles, aber irgendwie mache ich das nicht.
- An der theoretischen Ausbildung stresst mich vor allem das Lernen für die anstehenden Arbeiten. Ich schiebe dies immer vor mir her. Einige Mitschüler finde ich auch stressig.

- In der praktischen Ausbildung stresst mich, dass wir zuwenig Zeit haben für die zu betreuenden Menschen. Selten sind es die Kollegen bzw. Kolleginnen.

### *Arlett, 30 Jahre (Erwachsenenqualifikation zur Altenpflegerin)*

- Unter Stress verstehe ich vor allem Zeitdruck und Arbeitsfülle, die eigentlich gar nicht bewältigt werden kann. Fehlende Informationsweitergaben im Arbeitsprozess stressen auch.
- Stress äußert sich bei mir erst, wenn der Arbeitstag beendet ist und ich zu Hause bin. Dann bekomme ich Kopfschmerzen und verspüre eine Müdigkeit. Tagsüber kann ich nicht zwischen „Tür und Angel" essen und mir fehlt auch die Zeit dazu. Deshalb esse ich abends, was sicher auch nicht gut ist für die Gesundheit.
- Ich versuche den Arbeitstag zu strukturieren. Nicht jede Arbeit muss sofort erledigt werden, sie kann auch einmal liegen bleiben.
- Unsere heutige Gesellschaft erzeugt viel Stress, sie müsste diesbezüglich umstrukturiert werden. „Hausgemachten" Stress sollte man vermeiden!
- Da die theoretische Ausbildung nur an einem Tag in der Woche stattfindet, wird der Theoriestoff kompakt vermittelt und ich kann ihn erst zu Hause für mich in Ruhe erschließen. Häufig fehlen Lehrer und die aufgegebenen Stillarbeiten sind eigentlich nicht von großem Nutzen.
- An der praktischen Ausbildung stört mich vor allem, dass mein Alter und meine Erfahrungen ignoriert werden!

### *Angela, 24 Jahre (Erwachsenenqualifikation zur Altenpflegerin)*

- Stress ist für mich eine Anhäufung von Arbeitsaufgaben und Wochenenddoppeldiensten. Ständig klingelt das Handy während meiner Tätigkeit. Meist handelt es sich um Kleinigkeiten, die eigentlich auch später besprochen werden könnten. Ich muss deswegen meinen Arbeitsablauf unterbrechen, was mich stresst.
- Wenn ich Stress habe, werde ich nervös, bin unkonzentriert und genervt.
- Wie gehe ich mit Stress um? Ich drehe das Radio während der Fahrt zum nächsten Patienten etwas lauter. Nach Feierabend trinke ich in Ruhe eine Tasse Kaffee und lese die Tageszeitung.
- Ich beuge Stress vor, in dem ich mir feste Zeiten zum Abschalten verschaffe. Das kann z.B. ein Stadtbummel oder eine Verabredung sein. Oftmals höre ich entspannende Musik.

- An der theoretischen Ausbildung stresst vor allem der Anfahrtsweg und der ständige Verkehrsstau.

### Gabi, 32 Jahre (Erwachsenenqualifikation zur Altenpflegerin)

- Stress ist für mich der Zustand der Unausgeglichenheit des Körpers. Einflussfaktoren, die Stress auslösen, kommen aus dem psychischen, physischen und sozialen Bereich.
- Stress äußert sich bei mir z. B. durch einen schnellen Puls, eine Herzfrequenzerhöhung, Kopfschmerzen, Magenkrämpfe, verminderten Appetit, gesteigerten Zigarettenkonsum und Schwindel. Wenn ich Stress habe, bin ich oftmals wütend, zornig, schreie herum und bin anderen gegenüber unfair.
- Eigentlich brauche ich Stress, um den Druck, den ich fühle, auszugleichen. Ich schaffe dann mehr, als wenn ich keinen Stress habe. Der Stress darf aber nicht überhand nehmen, nur soviel, wie ich vertrage. Wird der Stress zuviel, nehme ich mir meine Pausen.
- Stress lässt sich reduzieren bzw. vermeiden, wenn ich Termine und den Tagesablauf besser plane. Ich versuche eine gute partnerschaftliche Beziehung herzustellen, mit der jeder (Familie, Arbeitskollegen) gut umgehen kann. Somit ergibt sich weniger Streit und die Atmosphäre ist gut.
- An der theoretischen Ausbildung stresst oft die zu lernende Stoffmenge bis zu einem bestimmten Termin. Beruf, Haushalt und Familie sind schwer mit den Anforderungen, die die Ausbildung an mich stellt, in ein Gleichgewicht zu bringen.
- Die praktische Ausbildung bereitet mir keinen Stress. Ich habe ein gutes Arbeitsklima und einen Arbeitgeber, der mir oft Freizeit gibt und bei eventuellen Fragen zur Seite steht.

### Claudia, 30 Jahre (Erwachsenenqualifikation zur Altenpflegerin)

- Für mich gibt es positiven und negativen Stress. Wenn angenehme Dinge anstehen wie Urlaub, Freude und Aufregung, dann habe ich positiven Stress. Körperlicher und psychischer Stress auf der Arbeit, viele Dienste hintereinander, zu wenig Personal, lange Arbeitszeiten, zu wenig Zeit für eigene Interessen und Hobbys (keine Ausgleichsmöglichkeiten) sind für mich Ausdruck für negativen Stress.
- Stress äußert sich bei mir durch das Auftreten von Müdigkeit, Konzentrationsschwäche, einer fehlenden Motivation, schlechter Laune, einer Appetitlosigkeit und Gereiztheit. Wenn ich negativen Stress habe, kann ich mich an nichts mehr erfreuen.

- In Stress-Situationen versuche ich mich zurückzuziehen, damit andere Personen nicht unter meiner Situation leiden. Wenn ich zu viele Dienste machen muss, suche ich das Gespräch mit meinem Vorgesetzten. Mein Anliegen wird jedoch meistens abgewehrt. Ich vermeide Schlafdefizite, das heißt, ich gehe frühzeitig zu Bett. Was das Lernen betrifft, versuche ich ein System zu finden. Trotz der Belastung bemühe ich mich ein bisschen meinen Interessen nachzugehen. Meinen Tag plane ich genau durch.
- Es ist schwierig den Stress vorzubeugen. Der meiste Stress kommt durch die Arbeit und Schule. Man ist ja irgendwie an seinen Arbeitsplatz gebunden. Bei Problemen kann man ja immer versuchen, mit dem Arbeitgeber zu sprechen.
- An der theoretischen Ausbildung stresst besonders, dass so viele Arbeiten an einem Tag geschrieben werden. Die Ausbildungszeit ist mit 5 Jahren auch zu lang!

### *Isabell, 33 Jahre (Erwachsenenqualifikation zur Altenpflegerin)*

- Unter Stress verstehe ich mehr zu leisten, als ich bewältigen kann. Angenehme Erlebnisse können positiven Stress auslösen. Zu viele Aufgaben und Verpflichtungen, die bewältigt werden müssen, führen zu negativem Stress.
- Stress äußert sich bei mir durch Blutdruckerhöhung, Ohrensausen (Tinnitus), Unausgeglichenheit, Überdrehtheit, Ungerechtigkeit, Frustration und teilweise auch durch unkontrolliertes Handeln.
- Wie gehe ich mit Stress um? Bei der Stressbewältigung helfen mir Spaziergänge, Gartenarbeit, Hobbys (Lesen, Kochen), positives Denken und Reisen.
- Stress beuge ich vor, indem ich versuche zu entspannen. Ich sage auch gelegentlich nein, wenn ich mich auf der Arbeit überfordert fühle. Ich denke auch an mich und plane den Tag.
- An der theoretischen Ausbildung stört mich der Zwang zu lernen. An der Ausbildung insgesamt stört mich die Doppelbelastung von Theorie und Praxis. Nach 8 Stunden theoretischer Ausbildung muss ich noch ein Schicht arbeiten!

### *Karin, 25 Jahre (Erwachsenenqualifikation zur Altenpflegerin)*

- Unter Stress verstehe ich zu viele Dinge zu tun, ohne genügend Zeit, Ruhe und Möglichkeiten dafür zu haben.
- Stress äußert sich bei mir indem ich genervt und überempfindlich bin und Wut sowie großen Hunger habe.

- Wie gehe ich mit Stress um? Ich habe einen Sandsack im Keller, das beruhigt und wenn ich dann nicht mehr so genervt bin, mache ich ganz gemütlich das, was ich von der Zeit her schaffe und lasse den Rest sein.
- Stress kann man vorbeugen, indem man sich nicht so oft ablenken lässt, alles nach Wichtigkeit sortiert und nicht alles auf einmal anfängt.
- An der theoretischen Ausbildung stört mich das ständige Umdenken. Wir haben pro Fach 45 Minuten Unterricht und sieben verschiedene Fächer am Tag. Bei der praktischen Arbeit stört mich, dass ständig jemand bei der Arbeit zuschauen will, was mich Zeit und Nerven kostet.

### *Monika, 34 Jahre (Erwachsenenqualifikation zur Altenpflegerin)*

- Stress ist für mich, wenn ich zuviel Arbeit auf einmal ausführen muss. Es fällt schwer Ausbildung, Familie und Haushalt unter einen Hut zu bekommen.
- Unter Stress habe ich Magenbeschwerden, bin müde und kann trotzdem nicht schlafen, bin gereizt und ich habe Angst zu versagen.
- Ich ignoriere die Probleme und versuche alles zu bewältigen. Bei der Stressbewältigung helfen mir Gespräche mit meinem Partner und mit Personen des Vertrauens aus dem Arbeitsbereich.
- Eine bessere Koordination des Tagesablaufs, die Aufteilung der anfallenden Arbeit im Beruf und zu Hause, das Schaffen von Freiräumen, Nein sagen lernen und die Setzung von Prioritäten helfen dem Stress vorzubeugen.
- In der theoretischen Ausbildung stresst mich die Häufung von Ausfallstunden und die damit verbundenen sinnlosen Stillarbeiten und wichtige Fächer für die Praxis kommen zu kurz. In der praktischen Ausbildung stört mich, dass wir nichts Neues dazulernen!

### *Katrin, 26 Jahre (Erwachsenenqualifikation zur Altenpflegerin)*

- Unter Stress verstehe ich Überforderung und die Doppelbelastung (Beruf, Haushalt, Kinder).
- Wenn ich Stress habe, bin ich unausgeglichen, übermüdet, aggressiv und ungerecht.
- Zur Vermeidung von Stress, nehme ich nicht so viele Aufgaben an, setze für mich Prioritäten, schaffe mir Freiräume, belohne mich nach der Arbeit und versuche zu entspannen.

- Was stört mich an der theoretischen Ausbildung? Wir haben zu viele Leerstunden, wichtiger Lehrstoff kommt zu kurz, oft fehlen hinreichende Erklärungen und Arbeitstechniken werden nicht vermittelt. Die Ausbildungszeit ist mit 5 Jahren zu lang!
- In der praktischen Ausbildung lernen wir absolut nichts dazu. Wir werden nur als „Waschfrau“ und „Schreibkraft“ benutzt. Wir erfahren keine medizinischen Neuheiten!

**Umfrage zum Prüfungsstress**

1. Haben sie momentan schon Stress und was verstehen Sie unter Stress?
2. Woran erkennen sie, dass sie Stress haben?
3. Wie bereiten sie sich auf die bevorstehenden Prüfungen vor?
4. Sind sie ein mündlicher, schriftlicher oder praktischer Prüfungstyp, was meinen Sie?
5. Mit welchem Leistungsdurchschnitt möchten Sie die Prüfungen abschließen?
6. Würden sie, wenn die Prüfungen vorbei sind, die Ausbildung noch einmal machen wollen?
7. Welchen beruflichen Werdegang schlagen sie nach dem erfolgreichen Bestehen der Prüfungen ein?

***Michaela, 20 Jahre (Krankenpflege, 3. Ausbildungsjahr)***

- Ich habe im Moment keinen Stress. Stress ist ein unangenehmer psychischer Zustand, in dem ich mit zu erfüllenden Aufgaben in einer vorgegebenen Zeit nicht zu recht komme. Stress bedeutet Angst zu haben, etwas bis zu einem bestimmten Zeitpunkt nicht zu schaffen. Stress bedeutet mit zu vielen Aufgaben auf einmal überhäuft zu werden. Stress entsteht durch Druck von außen oder ich mache mir selber Stress.
- Wenn ich Stress habe, bin ich gereizt und ungerecht zu meinen Mitmenschen. Meine Tagesstruktur kommt durcheinander und der Tag erscheint mir zu kurz. Ich denke andauernd darüber nach, wie ich meine Aufgaben schaffen kann. Ich schlafe weniger und jammere vor anderen über meinen Stress. Ich gehe meinen Hobbys weniger nach. Ich beneide andere Leute, die weniger Stress haben und rege mich über deren Untätigkeit auf.
- Ich fange erst kurz vor den Prüfungen an zu lernen und dann intensiv. Für mein Abitur habe ich eine Woche vorher begonnen zu lernen. Anfangs lese ich mir alles grob durch. Dann gehe ich den Stoff Stück für Stück noch einmal durch. Was ich aus meinen Aufzeichnungen nicht mehr verstehe, lese ich im Fachbuch nach oder befrage befreundete Medizinstudenten. Ich lerne viel

auswendig und bastele mir Eselsbrücken. Ich sortiere den Lernstoff nach Wesentlichem und Unwesentlichem. Außerdem präge ich mir Hefterseiten vom optischen her ein. Zum Schluss gehe ich den Hefter nur noch Überschriftenweise durch. Vor einer großen Prüfung lerne ich letztmalig den Abend davor.

- Ich bin ein schriftlicher Prüfungstyp, da man da noch mal alles gründlich überlegen kann. Bei einer mündlichen Prüfung rutscht einem manchmal etwas heraus, was blöd oder ungenau formuliert ist. Bei praktischen Prüfungen mache ich Fehler, wenn mir viele Leute auf die Finger schauen.
- Ich möchte die Prüfungen mit einem Durchschnitt unter 2,0 abschließen.
- Ja, ich würde die Ausbildung noch einmal machen wollen, aber nicht an unserer Schule. Ich bereue die Ausbildung nicht, aber ich hätte auch gern vieles anders gemacht und bin nicht mehr so motiviert wie vor der Ausbildung. Die Ausbildung fordert den Geist nicht unbedingt, was ziemlich schade ist. Im Freundeskreis muss ich mich fast schämen zu sagen, dass ich nur „Krankenschwester" lerne.
- Was den beruflichen Werdegang betrifft, möchte ich erstmal auf Station bleiben, eventuell eine Qualifikation zum Praxisanleiter käme für mich infrage. Ich würde gerne studieren, aber die Pflegestudiengänge sind wenig attraktiv und das Geldverdienen ist im Moment nicht wegdenkbar.

### *Josi, 20 Jahre (Krankenpflege, 3. Ausbildungsjahr)*

- Nein, momentan habe ich keinen Stress. Stress ist für mich eine innere Unruhe, ein unangenehmes schuldbewusstes Gefühl, das entweder konstruktive Auswirkungen (wenn noch einige Tage bis zur Prüfung Zeit sind) hat oder gänzlich lähmend ist.
- Stress äußert sich bei mir in Unruhe, erhöhter Pulsfrequenz und geringer Konzentrationsfähigkeit.
- Wie bereite ich mich auf die bevorstehenden Prüfungen vor? Ich möchte die erlernten Themen der Lernfelder 1 und 7 nacharbeiten, da ich mit der Qualität meiner Aufzeichnungen unzufrieden bin. Erst wenn meine Materialien geordnet und vollständig sind, kann ich mich auf das Lernen konzentrieren. Damit habe ich jedoch erst sporadisch begonnen.
- Ich denke, dass ich ein schriftlicher Prüfungstyp bin, da ich bei den anderen Prüfungsformen durch die Anwesenheit der Prüfer aus meiner Ruhe gebracht werde. Beim Schreiben kann ich nachdenken und ggf. Korrekturen vornehmen.
- Ich erhoffe mir einen Durchschnitt von mindestens 2,0 bis 1,5. Mit diesem Prüfungsergebnis wäre ich gänzlich zufrieden.

- Ich bin mit unklaren Erwartungen an diese Ausbildung herangegangen und wurde positiv überrascht. Auch wenn die schulische Ausbildung meiner Meinung nach enorme Defizite in der vollständigen und verständlichen Vermittlung der Lerninhalte aufweist, so sind diese drei Jahre eine wertvolle Erfahrung für mich. Ich bin froh, dass ich mich vor meinem Studium zu diesem Schritt entschieden hatte.
- Ich erhoffe mir in Jena als Medizinstudentin einen Platz zu erhalten, ggf. vorübergehend auch in einer anderen Stadt.

***Felix, 20 Jahre (Krankenpflege, 3. Ausbildungsjahr)***

- Momentan habe ich noch keinen Stress. Unter Stress verstehe ich, wenn ich Probleme habe, die von mir selbst gesteckten oder von anderen auferlegten Ziele zu erreichen.
- Stress habe ich, wenn ich die Aufgaben, die zu erledigen sind, unkonzentriert angehe und mir dabei schon wieder das nächste Problem im Kopf herumschwirrt. Dabei merke ich, dass der Effekt meines momentanen Handelns gegen Null geht.
- Ich versuche schon so früh wie möglich mit der Prüfungsvorbereitung zu beginnen, um das Aufkommen von Stress zu vermeiden. Ich lese mir zu verschiedenen Themen, die ich als besonders wichtig empfinde, mehrere Quellen durch, um Zusammenhänge besser verstehen zu können. Ich lerne auch viel über die Praxis. Ich schreibe mir außerdem Lernkarten und versuche mir zu verschiedenen Themen schematische Zeichnungen zu machen.
- Ich denke, dass ich ein praktischer Prüfungstyp bin, weil ich die Sachen nur so durchführen brauche, wie ich sie schon hunderte Mal in der Praxis durchgeführt habe. Außerdem fällt zum großen Teil das viele Lernen weg.
- Ich will die Prüfungen natürlich so gut wie möglich abschließen. Ich würde mir wünschen, dass ich zwischen 2 und 3 lande. Am aller wichtigsten ist mir jedoch, dass ich die Prüfungen überhaupt schaffe.
- Ich würde die Ausbildung auch noch einmal machen. Das Schulische war zwar ziemlich schwer für mich, aber ich sehe mich in meinem Handeln bestätigt und denke, dass ich die richtige Berufswahl getroffen habe.
- Nach den bestandenen Prüfungen ist mir erst einmal so ziemlich alles Recht, um meinen Wissensstand weiter zu fördern und um im Beruf erst einmal Fuß fassen zu können.

### Nora, 21 Jahre (Krankenpflege, 3. Ausbildungsjahr)

- Ich denke, ich habe schon leichten Stress, aber ich glaube, dass es noch viel stressiger wird. Ich verstehe unter Stress, wenn ich nicht weiß, wo ich anfangen soll, wenn tausend Dinge auf mich einströmen und ich denke, dass man sie nicht unter einen Hut bekommt. Stress ist für mich auch hoher Leistungsdruck und bestimmte Zeitvorgaben, die ich evtl. nicht einhalten kann.
- Ich erkenne Stress daran, dass ich schlechte Laune habe, keine Ordnung mehr in meine Lernplanung bekomme und gereizt bin. Unter Stress bekomme ich Versagensängste und denke dann darüber nach, ob ich mit den mir gestellten Aufgaben zurechtkomme bzw. die Prüfungen schaffen werde. Ich erkenne aber auch, dass ich durch Stress auch ehrgeizig und hektisch werde.
- Wie bereite ich mich auf die Prüfungen vor? Ich lerne einfach jetzt schon, jeden Tag etwas, um den Druck von mir zu nehmen und um mir Sicherheit zu verschaffen. Ich unterhalte mich mit anderen über bestimmte Lerntechniken. Weiterhin lasse ich mir Ratschläge von ausgelernten Fachschwestern für die bevorstehenden Prüfungen geben. Ich rede über meine Prüfungsangst, lasse mich ermutigen, damit ich weiterhin motiviert lernen kann. Ich habe oft keine Lust, aber ich rappele mich jeden Tag dazu auf, wenigstens ein paar Seiten zu schaffen, um mein Gewissen zu beruhigen. Ich denke mir Techniken aus, wie ich meine Aufgeregtheit zur Prüfung vielleicht etwas in den Griff bekomme.
- Ich bin ein schriftlicher Prüfungstyp, hier kann ich in Ruhe überlegen, ohne dass mich jemand stört und niemand stellt mir währenddessen Fragen.
- Ich möchte die Prüfung ganz einfach nur bestehen. Würde mir aber einen Leistungsdurchschnitt von 2 bis 3 wünschen und natürlich strebe ich es auch an gut zu sein.
- Ich habe auf jeden Fall die richtige Berufswahl getroffen. Wegen des hohen Lernfaktors würde ich die Ausbildung nicht unbedingt noch mal machen wollen. Ich könnte mir aber auch vorstellen, die Ausbildung noch mal zu machen, um zu schauen, was ich hätte besser machen können.
- Ich will auf jeden Fall erstmal nur arbeiten. Nach 1 bis 2 Jahren kann ich mir vorstellen, die Fachschwester zu machen. Ich würde auch gerne selber Auszubildende in der Praxis anleiten. Auf jeden Fall möchte ich mich weiterbilden, um nicht auf der Stelle zu treten.

### Marlene, 20 Jahre (Krankenpflege, 3. Ausbildungsjahr)

- Ja, momentan habe ich Stress. Stress ist für mich, wenn man unter Druck steht und das Gefühl hat, alles nicht zu schaffen, was man sich vorgenommen hat.
- Wenn ich Stress habe, bin ich genervt und mich regt alles auf.

- Ich bin dann unzufrieden. Bei Stress bin ich am Ende des Tages wie erschlagen und bin froh, wenn ich langsam zur Ruhe komme, was dann selten passiert, denn ich bin unter Stress sehr aufgewühlt.
- Wie bereite ich mich auf die bevorstehenden Prüfungen vor?
  Ich trage zu jedem Lernfeld erst einmal alles aus den letzten 3 Ausbildungsjahren zusammen, sodass ich alles zusammen habe. Ich fange als erstes an für die schriftlichen Prüfungen zu lernen. Ich lerne maximal 2 Stunden durch und mache dann eine Pause von 10 bis 15 Minuten. Am Tag lerne ich höchstens 3 bis 5 Stunden, aber das ist nicht immer so. Ich lerne auch an 1 bis 2 Tagen nicht, denn ich brauche die Abwechselung zwischen der ganzen Lernerei. Ja und dann kommen die mündlichen Prüfungen. Ich rede dann viel vor mich hin, denn ich muss lernen, frei zu sprechen um die Angst vor Menschen zu sprechen, loszuwerden. In der praktischen Prüfung kommt es wie es kommt. Hier werde ich nicht so viel Zeit zum Lernen investieren.
- Ich bin ein schriftlicher Prüfungstyp.
- Die Prüfungen möchte ich schon mit 2 bestehen, aber wenn es eine 4 wird, sage ich mir: „Hauptsache bestanden!"
- Ja, ich würde die Ausbildung noch mal wiederholen. Ich habe den richtigen Beruf gewählt.
- Ich werde zunächst für 1 Jahr im Beruf arbeiten und dann werde ich mich weiterqualifizieren evtl. zur OP-Schwester, zur Mentorin, mal schauen.

***Patricia, 18 Jahre (Krankenpflege, 3. Ausbildungsjahr)***

- Also, ich würde sagen, dass der Stressfaktor jetzt auf jeden Fall höher ist als sonst. Stress entsteht bei mir durch die vielen Arbeiten, die wir in der Schule schreiben. Auch der Leistungsdruck und die Gedanken an die Prüfungen machen mich jetzt schon nervös. Auch die Angst, vielleicht die Prüfungen nicht zu bestehen, macht mir zu schaffen. Stress erzeugt bei mir auch eine innere Unruhe.
- Wenn ich Stress habe, werde ich unruhig, bin nicht mehr konzentriert, verliere die Lust an vielen Sachen / Dingen, die ich erledigen wollte. Hektisch und nervös werde ich in vielen Situationen, meine Motivation lässt nach. Ich bekomme in Stress-Situationen Kopfschmerzen, bin genervt, verärgert und werde auch teilweise böse.
- Wie bereite ich mich auf die bevorstehenden Prüfungen vor? Ich werde lernen, lernen und lernen. Auch wenn es jetzt so aussieht, das das Lernen kein Ende nimmt, bleibe ich optimistisch, schaue nach vorn und versuche trotzdem den Lernstoff so gut wie möglich zu lernen. Ich schaue mir auch Zeichnungen

und Skizzen an, damit ich eine bildliche Vorstellung bekomme und schwierige Sachen besser verstehe.

- Ich bin ein schriftlicher Prüfungstyp. In schriftlichen Prüfungen habe ich meine Ruhe. Ich brauche nur auf mein Blatt zu schauen und hoffe, dass mir alles einfällt, was man von mir wissen möchte. Ich kann auch in mich gehen und über bestimmte Fragen nachdenken, ohne das mich jemand stört.
- Ich würde mir wünschen, die Prüfungen mit 2 bis 3 abzuschließen.
- Ja, ich würde die Ausbildung nochmals machen. Die Ausbildung hat nicht zu viel oder zu wenig versprochen. Sicherlich läuft nicht alles so, wie man es möchte, aber im Großen und Ganzen ist es das, was ich mir vorgestellt habe und weiterhin machen möchte.
- Also, erst einmal möchte ich 1 bis 2 Jahre Erfahrungen in der Praxis sammeln. Eine Weiterbildung zur Praxisanleiterin oder zu einer Fachschwester (OP-Schwester) würde ich nicht ausschließen.

### *Roland, 18 Jahre (Krankenpflege, 3. Ausbildungsjahr)*

- Zur Zeit habe ich schon einwenig Stress, da die Zeit bis zur Prüfung echt ziemlich schnell „wegrennt“, außerdem habe ich momentan einige familiäre Probleme. Für mich bedeutet Stress, wenn meine Psyche sehr beansprucht wird bzw. mein Körper, also in Verbindung von Körper und Geist. Stress bedeutet Beanspruchung von Körper und Geist auf einer ungewohnten Ebene, der Mensch fühlt sich „unwohl“. Für mich ist Stress aber lebensnotwendig, ohne Stress sind keine Motivation, kein Ehrgeiz und kein Erfolg in Sicht. Stress sollte aber nicht in Druck ausarten.
- Ich erkenne Stress daran, dass mein Körper sehr erschöpft ist und ich sehr müde bin. Stress macht sich auch bemerkbar mit Unwohlsein, z. B. Übelkeit, Erkältung, Gliederschmerzen… Außerdem leide ich dann an Schlafstörungen.
- Wie bereite ich mich auf die bevorstehenden Prüfungen vor? Ich versuche meine Mitschriften in der Schule lernleicht zu gliedern. Außerdem versuche ich versäumte Dinge nachzuholen. Ich taste mich momentan an das Lernen heran. Zur Zeit bin ich in der Vorbereitungsphase mit sehr viel Entspannung.
- Ich bin eher der praktische Typ, ich muss handeln, statt quatschen.
- Ich möchte gerne meine Prüfungen mit einer 2 abschließen. Wenn ich mit 4 die Prüfungen mache, bin ich auch zufrieden. Hauptsache ich bestehe die Prüfungen. Aber dann wäre ich schon ein bissl enttäuscht, da ich sonst Noten zwischen 1 und 2 habe.

- Also, ich bereue nicht diesen Beruf gewählt zu haben, er macht mir Spaß und das zählt! Nur die Ausbildung in der Theorie ist meist eintönig, unstrukturiert und langweilig. Deshalb bin ich froh, wenn meine Ausbildung vorbei ist. Aufgrund der Theorie würde ich die Ausbildung nicht noch mal wiederholen wollen!!!
- Was meine berufliche Zukunft betrifft, sehe ich mehrere Möglichkeiten. Auf jeden Fall bleibe ich in der Medizin. Vielleicht mache ich eine Weiterbildung als Rettungsassistent oder Fachpfleger, aber auf keinen Fall studiere ich Medizin. Ich bin flexibel, bin für neues offen.

***Richard, 22 Jahre (Krankenpflege, 3. Ausbildungsjahr)***

- Momentan habe ich keinen Stress und ich versuche künftigen Stress schon jetzt vorzubeugen. Unter Stress verstehe ich vielmehr einen anhaltenden Belastungs- oder Überlastungszustand, als eine akute oder kurzzeitige Belastung, die leicht zu kompensieren ist.
- Stress macht sich bei mir durch Müdigkeit und Abgeschlagenheit zu Hause bemerkbar. Manchmal bin ich dann auch gereizt. Was bereitet mir auf der Arbeit Stress? Dazu gehören die Unüberschaubarkeit der Aufgaben, das zu hohe Arbeitstempo und der Druck möglichst viel schaffen zu müssen.
- Wie bereite ich mich auf die bevorstehenden Prüfungen vor? Ich fasse mir die „Problembereiche“ bzw. die unübersichtlichsten Lernbereiche auf dem PC stichpunktartig zusammen und arbeite sie mit dem Marker in verschiedenen Farben nach einem bestimmten System durch. Ich versuche kontinuierlich Stück für Stück mir den Stoff zu erarbeiten. Richtig viel und diszipliniert lerne ich jedoch fast nie oder nur kurz vorher. Dies geschieht meist unter Zeitdruck, den ich als Motivation brauche.
- Ich denke, dass ich in erster Linie ein praktischer Prüfungstyp bin. Während einer praktischen Prüfung hat man die Möglichkeit mündlich zu korrigieren bzw. Vorgehensweisen zu erläutern oder zu begründen. Ich habe mehr Spielraum als beim Beschriften einer Skizze zum Beispiel.
- Ich möchte möglichst gut die Prüfungen abschneiden. Es soll nicht mein letztes Examen sein und ich weiß nicht inwieweit die Prüfungsnoten als Zulassungsvoraussetzung hilfreich sind.
- Die Ausbildung ist eine wichtige Grundlage für alles was noch kommen möge. Die Richtung Gesundheitswesen ist ein sicherer Sektor für die Zukunft. Auch wenn persönliche Überzeugungen immer weniger mit denen von Krankenkassen und den Gesundheitsreformen einhergehen.

- Vielleicht studiere ich im Anschluss an einer Fachhochschule, oder bewerbe mich für einen Universitätsstudiengang? Keine Ahnung! Auf jeden Fall soll es weiter gehen. Am liebsten würde ich praxisorientiertes Lernen studieren.

### *Michael, 22 Jahre (Krankenpflege, 3. Ausbildungsjahr)*

- Ich verspüre Stress. Stress ist für mich ein von außen generierter oder aus meiner inneren Erwartung heraus entstehender „Umstand", der mich leistungsfähiger macht und Grenzen aufzeigt.
- Wie äußert sich Stress bei mir? Ich fühle mich wacher, überwiegend motivierter Dinge anzupacken. Wenn die Anforderungen beginnen mein Leistungsvermögen zu übersteigen, werde ich gereizter, unausgeglichener und weiß manchmal nicht, was zuerst angegangen werden sollte.
- Wie bereite ich mich auf die Prüfungen vor? Ich nutze den Druck der Komplexarbeiten, die wir im Rahmen der Prüfungsvorbereitung schreiben, um Teile von Lernfeldern zu Skripten zusammenzufassen. Ferner verlasse ich mich darauf verstehend wiederholen und zeiteffektiv lernen zu können. Ich halte mir aber auch bewusst Zeiten für Ausgleichsmöglichkeiten offen und versuche die Anforderungen durch diese „Vorarbeit" zu relativieren.
- Ich bin ein mündlicher und praktischer Prüfungstyp. Die schriftliche Prüfung erfordert mehr Anstrengung, weil die Genauigkeit aus den Fragestellungen oft nicht hervorgeht.
- Die Prüfungen möchte ich gut bis sehr gut abschließen.
- Ich würde die Ausbildung wieder machen wollen. Aber ich würde klare Vorgaben für die Lernfelder fordern und mehr Disziplin erwarten.
- Nach den Prüfungen möchte ich Medizin studieren.

### *Mara, 20 Jahre (Berufsbildendes Gymnasium)*

- Zur Zeit leide ich auch unter Stress, weil ich in wenigen Wochen Prüfungen schreiben muss. Ich versuche jedoch alles so zu organisieren, dass ich den Stress körperlich weniger spüre und alles unter Kontrolle habe.
- Unter Stress verstehe ich eine Situation, in der man das Gefühl verspürt, dass man die Kontrolle über diese verliert. Der Körper reagiert mit Aufregung, Panikattacken, Anspannung und Schlafstörungen. Der Druck von außen kann auch emotioneller Natur sein, wie zum Beispiel Verliebtheit, Beziehungsstress und soziale Misserfolge.

- Ich erkenne Stress an der ständigen Anspannung, inneren Unruhe, erhöhten Emotionalität, den Angstzuständen und den auftretenden Selbstzweifeln.
- Wie bereite ich mich auf die Prüfungen vor? Ich bin ein organisierter Mensch und plane die meiste Zeit alles schon vorher. Um den Stress zu bewältigen und nicht in Panik zu geraten, strukturiere ich die Tage so, dass sie meine Prüfungsvorbereitungen beinhalten. So habe ich eine Übersicht über die Termine, meine zu erledigenden Aufgaben und das schon Gelernte.
- Bei einer mündlichen Kontrolle fühle ich mich vielleicht nervöser, jedoch merke ich keinen Unterschied zwischen den Erfolgen in der mündlichen oder schriftlichen Prüfung. Allerdings ist mein Ausdruck im Schriftlichen etwas besser.
- Ich sehe es ziemlich „locker", nach dem Motto: „Ich gebe einfach mein Bestes". Allerdings würde ich gern ein „Einser-Zeugnis" erreichen wollen und werde mir in der Vorbereitung viel Mühe geben.
- Ich bin ein Mensch, der nach vorne schaut und nichts gern wiederholt. Ich würde mich nach dem Abiturabschluss gerne an einer Fachhochschule oder Universität weiterbilden.
- Nach dem Abitur möchte ich gern Wirtschaftsingenieurwesen studieren.

#### *Regina, 19 Jahre (Berufsbildendes Gymnasium)*

- Ich glaube schon, dass ich momentan unter Stress leide. Die Zeit vor der Seminarfachverteidigung und auch am Tag der Verteidigung war für mich sehr stressig, da ich unter einem großen Leistungsdruck stand. Ich hatte mir hohe Ziele für die Arbeit, mit der ich mich seit über zwei Jahren beschäftigte, gesetzt. Auch jetzt, in der Zeit vor den Abschlussprüfungen, leide ich unter Stress. Ich mache mir Sorgen, ob ich es schaffe, alles zu lernen. Der Ablauf der bevorstehenden Prüfungen macht mir auch etwas Angst. Unter Stress verstehe ich eine ständige Anspannung des Körpers, da ich ihm keine Ruhephase gönnen kann.
- Unter Stress bin ich oft sehr angespannt, launisch, unkonzentriert, leide u. a. unter Kopfschmerzen und Schlafstörungen.
- Ich denke und hoffe, dass ich mich langfristig auf die bevorstehenden Prüfungen vorbereiten werde, sodass ich den ganzen Lernstoff nicht erst ein paar Tage vor der Prüfung versuche zu lernen.
- Ich bin eher ein schriftlicher Prüfungstyp. In mündlichen Prüfungen bin ich immer sehr nervös und aufgeregt. Obwohl ich in mündlichen Prüfungen mehr Stress habe, schneide ich leistungsmäßig besser ab, als in schriftlichen Prüfungen.

- Ich möchte die Abiturprüfungen mit guten Noten abschließen. Alles was schlechter als 2,3 ist, würde mich deprimieren.
- Ja, ich denke schon, dass ich das Abitur noch einmal machen würde. Nur mit einem guten Schulabschluss kann man in der heutigen Zeit in der Berufswelt etwas erreichen. Außerdem habe ich mir für meinen weiteren beruflichen Werdegang viel vorgenommen.
- Ich möchte nach dem Abitur soziale Arbeit oder Sozialpädagogik studieren und mich danach auf die Suchtproblematik spezialisieren.

### *Ursel, 19 Jahre (Berufsbildendes Gymnasium)*

- Ich denke schon, dass ich im Moment Stress habe, denn wenn ich von der Schule nach Hause komme, überlege ich mir oft, wie wohl die Prüfungen werden und wann bzw. wie ich mich am besten vorbereiten kann. Stress verbinde ich mit Unausgeglichenheit und Hektik. Unter Stress verstehe ich weiterhin einen Zustand, bei dem man seelisch und oder körperlich mit den alltäglichen Anforderungen (Schule, Freunde usw.) nicht angemessen zurechtkommt oder sich überfordert fühlt. Oft macht man sich aber auch selbst „unnötigen" Stress.
- Stress äußert sich bei mir durch das Auftreten von Kopfschmerzen und ich kann schlecht einschlafen. Ab und zu leide ich unter starker Migräne. Unter Stress komme ich nie ganz zur Ruhe. Außerdem ist mein Essverhalten unregelmäßig, was sicher auch nicht gesund ist.
- Wie bereite ich mich auf die Prüfungen vor? Ich versuche mich langfristig auf die Prüfungen vorzubereiten und benutze Übersichten zum jeweiligen Thema. Ich lerne meist allein zu Hause, denn in der Schule wird oftmals nicht effektiv auf die Prüfungen vorbereitet. Wahrscheinlich werde ich doch kurz vor den Prüfungen anfangen richtig zu lernen, dann ist der Druck groß genug, um mich zu motivieren.
- Auf jeden Fall bin ich ein schriftlicher Prüfungstyp. Bei mündlichen Prüfungen komme ich schnell aus dem Konzept, obwohl ich den Stoff beherrsche. Wenn ich alles aufschreibe, habe ich nicht diese erwartungsvollen Blicke der Lehrer vor mir. Außerdem bin ich ein „Auswendig-Lerner" und das kann ich im Schriftlichen besser herüberbringen.
- Ich möchte mit gut oder sehr gut die Prüfungen abschneiden, seit 13 Jahren liegt mein Notendurchschnitt etwa bei 1,7 und dieser spiegelt, so glaube ich, meine Leistungen am besten wieder.

- Das Abitur an sich würde ich auf jeden Fall noch einmal machen, da ich dadurch die Möglichkeiten zum Studieren habe. Außerdem denke ich, dass man nach der 10. Klasse noch zu jung ist, um zu entscheiden, welchen Beruf man lernen möchte. Jedoch würde ich mir eine andere Schule aussuchen, weil ich mit der jetzigen absolut nicht zufrieden bin.
- Nach dem Abitur möchte ich am liebsten studieren. Ich denke u. a. an Sozialpädagogik, Erziehungswissenschaften oder soziale Arbeit. Eigentlich wollte ich Psychologie studieren, doch mein Notendurchschnitt ist nicht ausreichend und ich habe nicht die nötigen Kenntnisse in Mathematik.

***Caroline, 21 Jahre (Altenpflege, drittes Ausbildungsjahr)***

- Stress kann verschieden sein. Positiven Stress habe ich, wenn ich viel zu tun habe, aber alles so planen kann, dass ich damit gut zurecht komme und weiß, dass ich es in meiner geplanten Zeit schaffe. Negativen Stress habe ich, wenn mir diese Aufgaben über den Kopf wachsen. Das kann unterschiedliche Ursachen haben, z. B. ich schaffe sie zeitlich nicht oder ich habe keine Lust, sie zu erfüllen. Im Moment bereitet mir der Gedanke an die bevorstehenden Prüfungen Stress. Für die Prüfungen lerne ich noch nicht. Ich kenne es nicht, so frühzeitig schon für die Prüfungen zu lernen. Für Arbeiten lerne ich immer einen Tag vorher und für die Abiturprüfungen habe ich erst zwei Wochen vorher angefangen zu lernen.
- Wenn ich negativen Stress habe, habe ich schlechte Laune und alle können mich am A…na ja und so weiter. Positiven Stress habe ich eigentlich den Rest der Zeit, denn irgendetwas liegt immer an.
- Wie bereite ich mich auf die Prüfungen vor? Eigentlich wollte ich die Lernfelder in Kategorien zusammenschreiben z. B. Bewegungsapparat, Herz-Kreislaufsystem usw. Das Problem ist nur, dass ich das noch nicht gemacht habe, nur für die Gebiete, in denen wir Komplexarbeiten geschrieben haben. Aber an sich kann ich so gut lernen. Die anderen „theoretischen" Fächer werde ich mir nur mehrmals durchlesen in der Hoffnung, dass etwas hängen bleibt. Diese Stoffmenge kann ich nicht auswendig lernen. Entweder habe ich das Gelesene verstanden oder nicht. Wenn ich es nur auswendig lerne, bringt mir das gar nichts.
- Welcher Prüfungstyp ich bin, kann ich nicht sicher sagen. Ich denke, dass ich in jedem Bereich meine Stärken habe. Da ich in meinem bisherigen Lebenslauf noch keine praktische Prüfung hatte, kann ich mich da nicht vergleichend einschätzen. Ich habe mir sagen lassen, dass ich sehr souverän wirke und mir meine Nervosität nicht angesehen wird. Trotzdem habe ich am meisten Angst vor der praktischen Prüfung.

- Da ich einfach froh bin, wenn alles vorbei ist, reicht mir jede Note, die „Bestanden" bedeutet. Mein Ehrgeiz möchte jedoch, dass ich mit einer guten Note die Prüfungen abschließe.
- An sich ist der Beruf schon nicht schlecht. Vor allem hat er eine gute Zukunftsprognose. Allerdings gab es auch einige Dinge in der Schule, die mich sehr gestört haben, aber irgendwann stumpft man da ab und nimmt es eben so hin. Diese Probleme, die ich meine, betreffen aber allgemein die „Berufsschule". Es könnte alles ein wenig anspruchsvoller bzw. niveauvoller sein.
- Ich werde nach Beendigung der Ausbildung Medizin studieren. Hoffentlich habe ich in der Berufsschule nicht völlig den Verstand verloren. In Bezug auf Satzbau und logisches Denken wird nämlich in dieser Schulform gar nichts gefördert.

### *Rita, 27 Jahre (Altenpflege, drittes Ausbildungsjahr)*

- Bei der Sortierung der Hefter nach Themengebieten erkenne ich die zu lernende Stofffülle und das bereitet mir Stress. Mein Körper reagiert auf Stress mit Unruhe und Nervosität. Ich werde hektisch und bekomme Versagensängste.
- Wenn ich Stress habe, kann ich nicht entspannen. Nachts träume ich schon von den Prüfungen. Diese seien chaotisch abgelaufen und ich habe nur mit der Note 3 bestanden. Die Stoffmenge ist so groß, dass ich sie nicht logisch erschließen kann und das bereitet mir Stress.
- Wie bereite ich mich auf die Prüfungen vor? Ich versuche die Stoffgebiete systematisch durchzuarbeiten und nutze die Prüfungsvorbereitung in der Schule. Zu Hause lege ich Lernpausen ein und versuche mich zu entspannen. Was das Lernen betrifft, sage ich mir: „Lernen, lernen und nochmals lernen!".
- Ich bin gar kein Prüfungstyp. Eigentlich gehe ich allem, was mit der Prüfung verbunden ist, aus dem Weg. Das heißt, ich lasse mich durch andere nicht verrückt machen.
- Im Laufe der Ausbildungszeit habe ich versucht mir gute Vornoten zu erarbeiten. Aber ich weiß, dass es in den Prüfungen durch das Auftreten von Nervosität und Angst unmöglich wird, logisch denken zu können. Ich möchte die Ausbildung wenigstens mit der Gesamtnote 3 abschließen.
- Es ist mir schwer gefallen, mich für diese Ausbildung zu entschließen. Da ich aber nicht länger als ungelernte Kraft arbeiten wollte, habe ich die Ausbildung begonnen. Ich würde sie jeder Zeit wieder machen.

- Was meinen beruflichen Werdegang betrifft, möchte ich als Altenpflegerin arbeiten und hoffe, dass ich nach den bestandenen Prüfungen von der Einrichtung übernommen werde. Ich habe gehört, dass bisher alle Auszubildenden von den Arbeitgebern übernommen wurden. Nach den bestandenen Prüfungen einen Arbeitsplatz zu bekommen ist für mich eine starke Motivation und man bekommt endlich wieder mehr Geld.

***Mirijam, 27 Jahre (Ergotherapie, 3. Ausbildungsjahr)***

- Was verstehe ich unter Stress? Unter Stress verstehe ich Leistungsanforderungen unter Druck, die nicht auf Freiwilligkeit beruhen und bewältigt werden müssen.
- Habe ich momentan Stress? Ja, ich habe Stress in Form eines „schlechten Gewissens", weil ich mit konkreter Prüfungsvorbereitung noch nicht begonnen habe. Außerdem setze ich mich selbst unter Druck, da ich zeitlich zu knapp arbeite und vorher immer denke, jetzt muss ich endlich anfangen zu lernen. Meine Prüfungstermine und Modalitäten sind noch nicht geklärt, weil meine Fehltage möglicherweise das Limit überschreiten und ich deshalb vielleicht erst 3 Monate später, außerhalb des Klassenverbandes, geprüft werden kann.
- Woran erkenne ich, dass ich Stress habe? Meine Gedanken kreisen um das Thema, welches mir Stress verursacht, ich fühle mich nicht frei, sondern be- bzw. erdrückt. Übellaunigkeit und Sehnsucht nach Befreiung von dieser Aufgabe gehen mit Stress einher.
- Wie bereite ich mich auf die Prüfungen vor? Bis jetzt erst durch Aufmerksamkeit und Mitschrift im Unterricht und Querlesen von Fachliteratur. Mein Lernplan, den ich noch nicht verwirklicht habe, sieht abends je eine Zeitstunde zur systematischen Prüfungsvorbereitung vor.
- Bin ich ein mündlicher oder schriftlicher Prüfungstyp? Ich bevorzuge definitiv schriftliche Prüfungen.
- Ich möchte die Prüfungen mit einem Leistungsdurchschnitt von 2 abschließen.
- Die Ausbildung würde ich nicht noch einmal machen wollen.
- Nach erfolgreichem Bestehen der Prüfungen möchte ich gern erst einmal in der Ergotherapie für 1-2 Jahre praktisch arbeiten. Danach strebe ich eine weitere Ausbildung oder ein Universitätsstudium an.

### *Christiane, 20 Jahre (Ergotherapie, 3. Ausbildungsjahr)*

- Momentan, ca. 3 Monate vor den Prüfungen, habe ich noch nicht sonderlich viel Stress. Das einzige, was mich momentan stört, ist, dass mir einige Klassenkameraden ständig unter die Nase halten, was sie schon alles gelernt haben! Das macht mich etwas nervös. Stress…hm…, das ist für mich, wenn ich viele Dinge auf einmal machen muss und kein Ende abzusehen ist. Gerade habe ich privat sehr viel zu tun und daher nicht ganz so viel zu lernen, das finde ich ziemlich nervenaufreibend.
- Wenn ich Stress habe, esse und trinke ich sehr wenig und mir wird dadurch schwindelig. Auch wenn ich mir vorstelle, was ich noch alles zu lernen habe und das der Tag ja nur 24 Stunden hat, wird mir oft mulmig zumute. Ich versuche alles mit Ruhe anzugehen und erledige meine Dinge gewissenhaft.
- Schon lange habe ich mir vorgenommen, alle 2 Wochen mit einer kleinen Gruppe ein Fach zu lernen. Wir wollten uns zu Hause mit dem Lernstoff vertraut machen und uns dann gegenseitig abfragen. Leider sind aus dieser Gruppe nur noch ich und ein Mitschüler geblieben. Jetzt, so kurz vor den Prüfungen, versuchen wir jede Woche ein Fach zu lernen. Kontinuierliches Lernen ist wichtig! Bei mir ist es auch so, dass ich durch andere einen Anstoß brauche, um zu lernen! Daher ist die Gruppe für mich sehr sinnvoll!
- Ich bin ein schriftlicher Prüfungstyp. In mündlichen Prüfungen finde ich oft nicht die richtigen Worte.
- Die Prüfungen möchte ich mit ca. 2 abschneiden. Ich bin nicht perfekt, aber wer ist das schon?
- Gerne würde ich die Ausbildung noch einmal machen, um mit meinen lieben Mitschülern zusammen bleiben zu können, aber die Ausbildung an sich war nicht so toll. Ich habe mich über viele Sachen oft geärgert!
- Nach der Ausbildung möchte ich ein Studium zur Gebärdensprachdolmetscherin beginnen. Dies war schon immer mein Traum.

### *Simone, 26 Jahre (Ergotherapie, 3. Ausbildungsjahr)*

- Momentan habe ich schon Stress, weil ich das Gefühl habe, extrem viel Lernstoff aufholen zu müssen. Die Schule übt gerade Stress auf mich aus, weil jeder Lehrer und Schüler über die anstehenden Prüfungen spricht. Stress ist für mich das Gefühl, ganz viel schaffen zu müssen, aber die Zeit dazu fehlt! Ich fühle mich unter Druck gesetzt und ich fühle mich physisch und psychisch schwach!!!
- Woran erkenne ich bei mir Stress? Ich habe unter Stress schlechte Laune, bin sehr unkonzentriert und esse mehr. Außerdem fühle ich mich den ganzen Tag irgendwie müde.

- Wie bereite ich mich auf die Prüfungen vor? Ich lerne täglich etwa eine Stunde von 19.00 bis 20.00 Uhr und benutze Lernkarten, Hefter und Fachbücher. Wenn ich allerdings das tägliche Lernen nicht einhalte, plagt mich ein schlechtes Gewissen.
- Ich bin eher ein schriftlicher Prüfungstyp.
- Ein Leistungsdurchschnitt von 3 würde mir für die Prüfungen vollkommen ausreichen.
- Die Ausbildung würde ich nicht noch einmal machen wollen, jedenfalls nicht an unserer Schule. Sie gab mir keinen Halt, mir fehlte die Struktur!
- Ich hoffe, dass ich einen Arbeitsplatz als Ergotherapeutin bekomme. Am liebsten würde ich im psychosozialen Bereich arbeiten.

***Nancy, 22 Jahre (Ergotherapie, 3. Ausbildungsjahr)***

- Unter Stress verstehe ich eine extreme körperliche und psychische Anspannung, die sich schon fast wie eine Art Lähmung anfühlt. Mein Kopf droht zu zerplatzen, ohne dass ich genau sagen kann, weshalb. So fühle ich mich momentan gestresst.
- Wenn ich Stress habe, reagiere ich vor allem auf Menschen, die mir lieb und wichtig sind, sehr gereizt und angespannt, fast schon verletzend.
- Wie bereite ich mich auf die Prüfungen vor? Ich lerne einerseits viel auswendig und andererseits versuche ich Zusammenhänge zwischen Gelerntem, Gelesenem und Beispielen herzustellen, um das Gelernte zu verstehen und zu begreifen.
- In meiner Abiturprüfung fiel mir auf, dass es leichter war, mündlich geprüft zu werden. Ich bin ein mündlicher Prüfungstyp.
- Ich möchte mit einem guten bis sehr guten Leistungsdurchschnitt abschließen, um für mich selbst eine zufrieden stellende Bestätigung zu erhalten.
- Ich würde die Ausbildung nicht noch einmal machen wollen. Dies hat aber weniger mit der Prüfung zu tun.
- Bestehe ich die Prüfungen erfolgreich, möchte ich in diesen Beruf arbeiten und mich künftig weiterbilden.

### Rosi, 19 Jahre (Ergotherapie, 3. Ausbildungsjahr)

- Ja, ich habe momentan Stress. Unter Stress verstehe ich alles was mich belastet, beunruhigt, mich nicht zur Ruhe kommen lässt und mich in meiner Freizeitgestaltung einnimmt.
- Ich fühle mich unter Stress nicht so ausgeglichen und unbeschwert wie sonst. Meine Gedanken drehen sich immer wieder um diesen Stressfaktor. Meinen Mitmenschen gegenüber bin ich kurz angebunden, gereizt und ziehe mich zurück, obwohl ich sonst eher ein aufgeschlossener, kontaktfreudiger und unternehmungslustiger Mensch bin.
- Wie bereite ich mich auf die Prüfungen vor? Ich lerne viel. Ich hole mir Sicherheit, in dem ich mich abfragen lasse. Um mich etwas zu beruhigen, suche ich das Gespräch zu meiner „Mum". Sie kann mir Halt und Zuversicht vermitteln. Während der Prüfungsvorbereitung brauche ich aber auch viel Entspannung!
- Ich kann schwer beurteilen, was für ein Prüfungstyp ich bin. Bisher hielt ich sehr gerne Vorträge und habe mich dabei auch wohl gefühlt. Jedoch bin ich mir in Hinsicht auf die Prüfungen nicht sicher.
- Die Prüfungen möchte ich mit guten Leistungen abschließen, so wie ich eigentlich bisher in der Ausbildung auch war.
- Wenn die Prüfungen vorbei sind und auch gut bestanden wurden, fühlt man sich sicher so erleichtert, dass ich eventuell zustimmen würde, die Ausbildung noch einmal zu machen. Auch aus dem Grund, weil mich die Themengebiete nach wie vor interessieren. Aber spätestens bei den nächsten Prüfungen würde ich es sicher bereuen.
- Ich hoffe Arbeit zu finden und werde mich dann im Beruf weiterbilden, um Wissen und Fähigkeiten zu erweitern.

### Bianca, 20 Jahre (Ergotherapie, 3. Ausbildungsjahr)

- Ich würde sagen, ich stehe im Moment noch nicht unter Stress. Es ist aber schon eine leichte Nervosität / Anspannung bei mir zu merken, da es immer mehr um das Wort „Prüfung" geht. Allein dieses Wort löst bei mir schon Unbehagen aus.
- Wenn ich unter Stress stehe, werde ich sehr hektisch und nervös und bringe vieles durcheinander und bin teilweise auch etwas gereizt. Manchmal äußert Stress sich auch in Schlafstörungen, was dann zu noch mehr Stress beiträgt.
- Wie bereite ich mich auf die Prüfungen vor? Ich lerne langfristig und wiederhole ständig. Aber auch lernfreie Tage sind mir wichtig!

- Ich bin eher der schriftliche Prüfungstyp, da man nicht die ganze Zeit von einer Prüfungskommission angeschaut wird und ich ruhiger an die Aufgaben herangehen kann.
- Die Prüfungen möchte ich so zwischen 2 und 3 abschließen, aber Hauptsache ich bestehe sie.
- Ich würde die Ausbildung danach nicht noch mal machen wollen, da es mit sehr viel Lernen und Stress verbunden war. Auch der finanzielle Faktor spielt dabei eine große Rolle.
- Ich möchte nach der Ausbildung erstmal arbeiten und werde auch möglichst viele Weiter- und Fortbildungen absolvieren. Studieren möchte ich auf keinen Fall.

***Frederike, 21 Jahre (Ergotherapie, 3. Ausbildungsjahr)***

- Ich habe momentan schon Stress, weil jetzt die Prüfungsvorbereitungen laufen und ich Angst habe, nicht alles zu schaffen. Stress bedeutet für mich Anspannung, unter Druck zu stehen und keine Zeit zu haben für andere schöne Dinge im Leben.
- Ich habe kaum noch Zeit für mich selbst und für andere Personen in meinem Leben, weil jeden Tag die Prüfungsvorbereitungen laufen, egal ob ich in der Schule oder zu Hause bin. Ich erkenne Stress daran, dass ich nicht zur Ruhe komme und nur das eine Thema „Prüfungen" im Kopf habe. Jedes mal, wenn ich an die Prüfungen denke, wird mir bewusst, was ich alles noch nicht kann, mein Herz fängt an zu rasen und ich bekomme Schweißausbrüche.
- Ich habe versucht so früh wie nur möglich mit dem Lernen anzufangen. Ich versuche während der Prüfungsvorbereitungen trotzdem ab und zu abzuschalten, jedoch gelingt mir das nicht immer. Jeden Tag, wenn ich von der Schule nach Hause komme, ist mein Tag verplant. Gegen Abend setze ich mich dann hin und lerne, soweit es noch geht. Ich schlafe danach oft schlecht ein. Ich versuche mir öfter gut zu zureden, denke positiv und dann holen mich wieder die negativen Gedanken an die Prüfungen ein.
- Ich denke, ich bin eher ein schriftlicher Prüfungstyp, denn mir fallen bei mündlichen Prüfungen meist nicht die richtigen Worte ein, weil ich so aufgeregt und nervös bin.
- Ich würde mich mit einem Leistungsdurchschnitt von 2 zufrieden geben.
- Nein, ich würde die Ausbildung nicht noch einmal machen wollen. Entweder habe ich bestanden und steige dann in das Berufsleben ein oder ich habe sie nicht bestanden und muss die Prüfungen im November wiederholen.

- Ich möchte möglichst in meiner Heimat oder wenigstens in der Umgebung eine Stelle als Ergotherapeutin bekommen.

### *Marina, 19 Jahre (Ergotherapie, 3. Ausbildungsjahr)*

- Ich habe momentan Stress, da ich mich intensiv in der Prüfungsvorbereitung befinde. Stress ist für mich, wenn ich ziemlich viele Aufgaben zu erledigen habe und nicht weiß, womit ich beginnen soll. Ein Tag sollte mehr als 24 Stunden haben.
- Wenn ich Stress habe, bemerke ich an mir eine innere Unruhe und Anspannung. Ich kann schlecht abschalten und nicht entspannen.
- Wie bereite ich mich auf die Prüfungen vor? Ich habe mir einen Lernplan erstellt und habe begonnen die einzelnen Fächer durchzuarbeiten.
- Ich glaube, dass ich ein schriftlicher Prüfungstyp bin. Bei mündlichen Prüfungen bin ich so aufgeregt, dass ich zu stottern beginne und mir die Wörter nicht einfallen.
- Die Prüfungen möchte ich so gut wie möglich abschließen. Auf eine Note möchte ich mich nicht festlegen.
- Die Ausbildung würde ich nicht noch einmal machen wollen.
- Nach den bestandenen Prüfungen möchte ich als Ergotherapeutin arbeiten.

### *Kathi, 21 Jahre (Ergotherapie, 3. Ausbildungsjahr)*

- Stress bereitet mir momentan die Fülle des zu lernenden Prüfungsstoffes und die Erstellung eines Lernplans, da ich meist zeitlichen Druck brauche, um mich gezielt vorbereiten zu können. Die Prüfungen sind scheinbar noch weit weg (3 Monate). Richtigen Stress werde ich sicher erst ca. 2-3 Wochen vor dem Beginn der Prüfungen bekommen.
- Wenn ich Stress habe, werde ich unruhig und schlafe schlechter als sonst, was dazu führt, dass ich mich tagsüber müde fühle. Probleme bekomme ich dann auch mit meiner zeitlichen Planung. Meist denke ich, dass ich viel zu wenig Zeit habe, um alles zu lernen.
- In der Schule laufen teilweise sehr gute Prüfungsvorbereitungen. Zu Hause habe ich mir vorgenommen, täglich ca. eine Stunde zu lernen und später dann länger.
- Ich kann nicht sicher sagen, was ich für ein Prüfungstyp bin. Vor Prüfungen bin ich sehr nervös, aber sobald ich mich in der Prüfungssituation befinde, werde ich ruhig.

- Ich möchte die Prüfungen einfach nur bestehen.
- Die Ausbildung möchte ich nicht noch einmal machen, jedenfalls nicht an dieser Schule, wegen schulinterner Probleme und den teilweise existierenden chaotischen Zuständen, die den Stress vor der Prüfung noch erhöhen.
- Ich würde gerne in meinem Beruf arbeiten, könnte mir aber auch vorstellen, aufbauende Aus- und Weiterbildungen zu absolvieren.

**Hanna, 21 Jahre (Ergotherapie, 3. Ausbildungsjahr)**

- Ja, zur Zeit fühle ich mich sehr gestresst, weil von Seiten der Lehrer und Schüler ein riesiger Druck auf mich ausgeübt wird. Man fühlt sich irgendwie ausgeliefert und hilflos. Stress ist für mich eine psychische und emotionale Belastung, die einerseits hemmend aber auch positiv wirken kann.
- Ich fühle mich unter Druck gesetzt und sehe nur noch diese stressauslösenden Faktoren vor Augen.
- Wie bereite ich mich auf die Prüfungen vor? Ich verschaffe mir zunächst einen Überblick über sämtliche Stoffgebiete und fange mit dem Lernen rechtzeitig an.
- Ich denke, dass ich ein schriftlicher Prüfungstyp bin, weil ich mich dann nicht so beobachtet fühle, wie bei mündlichen Prüfungen, bei denen ein ganzes Team vor mir sitzt.
- Am liebsten würde ich die Prüfungen mit einem 2,4 Durchschnitt abschließen.
- Die Ausbildung würde ich an sich schon noch einmal machen wollen, weil mir der Beruf gefällt. Aber ich finde die Konzeption des Lehrplans nicht auf die eigentlich wichtigen Schwerpunkte des Berufs bezogen. Wirklich relevante Themen werden eher vernachlässigt. Daher würde ich die Ausbildung nicht noch einmal machen.
- Gern möchte ich in einer Praxis oder einer Klinik arbeiten. An ein Selbstständigsein denke ich aber überhaupt nicht!

### *Bettina, 21 Jahre (Ergotherapie, 3. Ausbildungsjahr)*

- Wenn ich an die bevorstehenden Prüfungen denke und vor allem an die zu lernende Stoffmenge, dann habe ich schon Stress. Momentan weiß ich noch nicht, wie ich das alles unter einen Hut bekommen soll. Stress ist für mich, wenn einem gewisse Situationen, Tätigkeiten und Vorhaben über den Kopf zu wachsen drohen. Wenn man soviel vor hat und eigentlich nicht weiß, wie man das alles schaffen soll. Somit gerät man oft in Zeitnot, macht viele Dinge nur so halb, mit schlechtem Gewissen und Lustlosigkeit.
- Unter Stress bekomme ich oft Kopfschmerzen und schlafe dann nachts schlecht.
- Auf die bevorstehenden Prüfungen bereite ich mich so vor, dass ich meine Hefter „prüfungsfit" mache, d.h. ich markiere wichtige Dinge farbig und schreibe manches dick. Ich stelle Poster zusammen und lerne eben. Ich lese meine Hefter durch, benutze Fachbücher zur Ergänzung, erstelle mir Eselsbrücken und versuche die Theorie mit praktischen Beispielen zu verbinden.
- Ich bin eher ein schriftlicher Prüfungstyp.
- Die Prüfungen möchte ich so gut wie möglich (1,5 bis 2,5) abschließen.
- Nein, die Ausbildung würde ich nicht noch einmal machen wollen. Ich bin froh, wenn alles vorbei ist.
- Ich hoffe, dass ich nach den Prüfungen Arbeit in der Umgebung bekomme oder auch weiter weg. Mich würde eine Arbeit mit psychisch kranken Menschen interessieren.

### *Florian, 25 Jahre (Ergotherapie, 3. Ausbildungsjahr)*

- Unter Stress verstehe ich einen körperlichen Ausnahmezustand, der sich in vielen unterschiedlichen Facetten zeigt. Dieser Ausnahmezustand wird unter anderem hervorgerufen, wenn Leistung gefordert wird, wenn der gewöhnliche Alltagszyklus unterbrochen wird und die Aufmerksamkeit auf eine bestimmte Sache (Ding) fokussiert ist. Folglich gibt es viele stressauslösende Faktoren, wie z. B. Prüfungen, Wettkämpfe, umweltbedingte Einflüsse und auch Kälte und Hitze können für den Körper Stress bedeuten. Momentan wird bei mir Stress erzeugt, wenn ich an die Prüfungen denke und die Zeit bis zu den Prüfungen hin, bleibt „leider" nicht stehen.
- Meine Stresskennzeichen sind: Nervosität, körperliche Anspannung, teilweise eine „erzwungene" Konzentration aber verbunden mit höchster Aufmerksamkeit!

- Zu meiner eigenen Prüfungsvorbereitung gehören: Aufstellen einer inneren Zeitplanung, regelmäßiges Lernen und Wiederholen, Bewusstwerden des Ablaufs der Prüfungen, Reflexion und die Achtung auf die eigene Präsentation.
- Ich bin eher ein schriftlicher Prüfungstyp, da meine Konzentration „nur" auf mein Blatt gerichtet ist. Man kann auch bei schriftlichen Arbeiten verstärkt auf den Ausdruck achten.
- Ich möchte die Prüfungen mit einem zufrieden stellenden Schnitt, der mir für das Berufsleben alle Türen öffnet, abschließen.
- Dieselbe Ausbildung würde ich nicht mehr machen, warum auch? Ich lege Wert auf Weiterbildung (z. B. Studium).
- Zunächst arbeite ich als Ergotherapeut und dann studiere ich vielleicht.

***Kirsten, 20 Jahre (Hebamme, 3. Ausbildungsjahr)***

- Ja, ich habe momentan schon Stress, denn ich weiß nicht wie ich den ganzen Stoff in meinen Kopf bekommen soll. Unter Stress verstehe ich viel Arbeit in wenig Zeit, z. B. den Lernstoff von 3 Jahren in zwei Monaten zu lernen. Hinzu kommt noch, dass man in der Schule immer wieder neuen Stoff beigebracht bekommt und in der Praxis muss man in drei Schichten arbeiten.
- Stress erkenne ich bei mir daran, dass ich sehr schlecht schlafen kann. Außerdem steigere ich mich so in mein Problem hinein, dass ich Fieber bekomme und Magenbeschwerden in Form von Übelkeit, Erbrechen und Krämpfen.
- Wie bereite ich mich auf die Prüfungen vor? Ich lerne momentan nicht vorbereitend, weil ich immer denke, dass ich dann die Hälfte wieder vergesse. Außerdem habe ich ein Motivationsproblem. Ich lerne eigentlich nur unter Druck.
- Ich bin ein schriftlicher Prüfungstyp, denn ich bin kein Mensch, der gut erklärt, wenn mich jemand mündlich auffordert, etwas zu erläutern.
- Die Prüfungen möchte ich gerne mit 2 abschließen.
- Die Ausbildung würde ich definitiv nicht noch einmal machen. Ich wollte schon nach dem ersten Dienst nicht mehr.
- Nach den bestandenen Prüfungen wünsche ich mir eine halbe Stelle in der Klinik auf einer Schwangeren- oder Wöchnerinnen-Station und nebenbei würde ich gerne freiberuflich Vor- und Nachsorge betreiben.

***Birgit, 21 Jahre (Hebamme, 3. Ausbildungsjahr)***

- Momentan verdränge ich alles noch. Aber wenn mich jemand auf die Prüfungen hin anspricht, dann kommt der Stress so langsam zum Vorschein. Stress ist für mich ein unschöner Zustand, der mich in meiner Freizeit einschränkt, aber auch irgendwie anspornt.
- Wenn ich Stress habe, bekomme ich Herzklopfen, schweißige Hände, Durchfall und in extremen Fällen Angstzustände.
- Wie bereite ich mich auf die Prüfungen vor? Zur Zeit hefte ich alles Wichtige so übersichtlich wie möglich zusammen und erarbeite mir im Kopf schon einmal ein Lernschema.
- Ich bin eher ein praktischer Prüfungstyp, aber mündliche Prüfungen sind auch manchmal ganz gut.
- Vorgenommen habe ich mir mit 2 die Prüfungen abzuschließen.
- Würde ich die Ausbildung noch einmal machen wollen? Jetzt würde ich sagen „nein“. Wenn ich jedoch die Prüfungen gut geschafft habe, sehe ich das vielleicht auch wieder ganz anders.
- Ich hoffe, dass ich an der Klinik bleiben kann und würde mich nebenbei für Vor- und Nachsorge interessieren.

***Andrea, 23 Jahre (Hebamme, 3. Ausbildungsjahr)***

- Unter Stress verstehe ich Anspannung, Hektik, Druck und Chaos. Momentan hält sich mein Stress noch zeitlich begrenzt.
- Stress äußert sich bei mir wie folgt: bin unruhig, angespannt, sehr ungeduldig, reagiere schneller gereizt, habe schlechte Laune also sprich ungenießbar.
- Wie bereite ich mich auf die Prüfungen vor? Ich sortiere meine Aufzeichnungen, markiere prüfungsrelevante Inhalte farbig oder hebe sie fett hervor. Anschließend übertrage ich das Wichtigste auf Karteikarten. Manchmal lerne ich bestimmte Inhalte in der Badewanne liegend auswendig.
- Ich bin ein schriftlicher Prüfungstyp.
- Die Prüfungen möchte ich mit 2 abschließen.
- Würden Sie die Ausbildung noch einmal machen wollen? Nein, niemals!
- Nach den bestandenen Prüfungen möchte ich als freiberufliche Hebamme arbeiten. Der Einstieg in eine Praxis, die seit 10 Jahren erfolgreich besteht, scheint möglich. Individualität, Kreativität, Selbstverantwortung, ganzheitliches Denken sind für mich wichtige Kriterien für ein selbstbestimmtes Arbeiten. Ich muss dann nur nach meinen Sinnen und Ansinnen funktionieren.

***Inge, 21 Jahre (Hebamme, 3. Ausbildungsjahr)***

- Wenn ich an die bevorstehenden Prüfungen denke, habe ich Stress.
- Unter Stress bin ich nervöser, „hippelig", kann schlechter schlafen als sonst und muss oft an das Thema „Prüfung" denken, was mich ziemlich beschäftigt.
- Wie bereite ich mich auf die Prüfungen vor? Ich lerne einfach. Zwischendurch muss ich aber auch einmal abschalten und etwas ganz anderes machen. Ich versuche schon jetzt sooft wie möglich in meine Hefter zu schauen und mir alles durchzulesen. Wenn ich den Stoff immer wieder lese, behalte ich ihn ganz gut.
- Ich bin ein praktischer Prüfungstyp.
- Die Prüfungen möchte ich besser als mit 2,5 abschließen.
- Die Ausbildung würde ich wieder machen.
- Nach den bestandenen Prüfungen möchte ich im Beruf erst einmal Erfahrungen sammeln. Später, in 5 bis 7 Jahren, würde ich mich gern selbstständig machen und als Beleghebamme arbeiten.

***Anett, 21 Jahre (Hebamme, 3. Ausbildungsjahr)***

- Momentan scheint der Stress noch ganz fern, aber sowie ich an die Prüfungen denke, macht sich bei mir doch eine gewisse Unruhe bemerkbar. Stress ist für mich körperliche und oder seelische Anspannung.
- Wie macht sich bei mir Stress bemerkbar? Ich werde nervös, bekomme Herzklopfen, erhöhte Schweißbildung und rote Fleckenareale am Hals und im Gesicht.
- Wie bereite ich mich auf die Prüfungen vor? Ich lerne jeden Tag einen kleinen Stoffkomplex.
- Ich bin ein schriftlicher Prüfungstyp.
- Ich möchte besser als 2,5 die Prüfungen abschließen.
- Die Ausbildung würde ich wegen des Berufs noch einmal machen, aber nicht unter diesen Ausbildungsbedingungen.
- Vorerst möchte ich nach den Prüfungen erst einmal Praxiserfahrungen in der Klinik sammeln. Nach etwa 3-4 Jahren steht die Familienplanung an und dann irgendwann eine Freiberuflichkeit.

### *Sabine, 22 Jahre (Hebamme, 3. Ausbildungsjahr)*

- Gegenwärtig habe ich keinen Stress. Stress ist psychischer Druck, bedingt durch wenig Zeit und hohe Leistungsanforderung. Aber auch das Leben in einer außergewöhnlich schweren Phase, die mit Problemen verbunden ist.
- Stress macht sich bei mir bemerkbar durch innerliche Unruhe, Müdigkeit und Unzufriedenheit.
- Wie lerne ich? Ich fange erst an zu lernen, wenn der Druck groß genug ist. Ich lese mir dann den Stoff mehrmals durch und versuche ihn zu verstehen, das ist für mich besser als das Auswendiglernen.
- Ich bin ein schriftlicher Prüfungstyp.
- Die Prüfungen möchte ich mit 2 abschließen.
- Die Ausbildung würde ich nicht noch einmal machen.
- Ich möchte nach den Prüfungen im Beruf arbeiten und Erfahrungen in der Klinik sammeln, damit ich später auch nebenbei eine Freiberuflichkeit ausüben kann.

# Zusammenfassung

## 1 Stress

*Die befragten Auszubildenden verbinden mit dem Begriff „Stress“ folgende Gedanken:*

- *zu viele Aufgaben und kein Konzept zur Bewältigung;*
- *hohe Leistungsanforderung unter Druck und Zeitmangel;*
- *viel Arbeit in wenig Zeit;*
- *psychische, seelische und körperliche Anspannung / Beanspruchung;*
- *Hektik, Druck, Chaos;*
- *Überforderung;*
- *einen anhaltenden Belastungszustand;*
- *den Kontrollverlust über eine Situation;*
- *zuviel Lernstoff;*
- *Versagensängste.*

*Mehrheitlich wurde dem Stress eine negative Komponente zugeordnet. Nur wenige der Auszubildenden betrachteten den Stress als eine Herausforderung.*

## 2 Stressreaktionen

*Die von den Auszubildenden angegebenen Stressreaktionen können vor allem der psychischen und physischen Ebene zugeordnet werden.*

***psychische Ebene:***

- *Konzentrationsstörungen;*
- *Vergesslichkeit;*
- *Grübeln;*
- *Selbstzweifel;*

- *schlechtes Gewissen;*
- *Wut, Zorn, Aggression;*
- *schlechte Laune;*
- *Nervosität, Gereiztheit, Unausgeglichenheit;*
- *Angstzustände, Panik;*
- *Demotivation;*
- *Erschöpfung, Abgeschlagenheit;*
- *Verschlossenheit.*

***physische Ebene:***

- *erhöhte Herz- und Pulsfrequenz;*
- *rote Fleckenareale am Hals und im Gesicht;*
- *Magenprobleme, Übelkeit, Erbrechen, Durchfall;*
- *Appetitmangel, Frustessen;*
- *Schwitzen, feuchte Hände;*
- *Kopfschmerzen, Müdigkeit, Schlafstörungen, Schwindel;*
- *Tinnitus;*
- *Anfälligkeit für Infektionen (Erkältung);*
- *motorische Unruhe, Muskelverspannungen;*
- *Entspannungsunfähigkeit.*

## 3 Stressbewältigung

*In Erwartung eines Stressors (z. B. bevorstehende Prüfungen) lassen sich die Aussagen der befragten Auszubildenden wie folgt zusammenfassen:*

- *sie verdrängen das stressauslösende Problem und schieben es vor sich her, bis es nicht mehr geht und der Druck so groß wird, dass sie lernen müssen;*
- *sie motivieren sich, bauen ein Selbstvertrauen auf und lernen für die Prüfungen;*
- *sie suchen Trost bei ihren Mitmenschen und machen diese auf ihre Stress-Situation, in der sie sich befinden, aufmerksam.*

*Nach Beendigung von schon erlebten Stress-Situationen, geben die Befragten folgende Verhaltensweisen, die zur Sressverarbeitung dienten, an:*

- ➤ *Abreaktion durch Sport;*
- ➤ *Entspannung mithilfe von Musik;*
- ➤ *Gartenarbeit und Spaziergänge;*
- ➤ *Kommunikation mit Freunden;*
- ➤ *Rückzug und introvertierte Stressverarbeitung.*

## 4 Stressprophylaxe

*Wie dem Stress vorgebeugt werden kann, wird aus den nachstehenden Aussagen ersichtlich:*

- ➤ *Strukturierung des Tages;*
- ➤ *Einteilung der zu erledigenden Aufgaben;*
- ➤ *Prioritäten setzen;*
- ➤ *Schaffung von Freiräumen zur Entspannung;*
- ➤ *Herstellung einer harmonischen Partnerbeziehung.*

- Die von Laien geäußerten Gedanken zum Phänomen Stress entsprechen im Prinzip den Auffassungen von Wissenschaftlern, deren Forschungsgegenstand der Stress ist.
- Nachfolgend werden die theoretischen Grundlagen zum Stress besprochen. Sie beinhalten die Geburt des Stresskonzepts; Stresstheorien-Stressdefinitionen; Stressregulation und Emotion; Stress und Schule; Stress und Schlaf; Stress und Essverhalten sowie Stressoren und Stressreaktionen.
- Abschließend erfolgt eine Zusammenfassung zum Phänomen Stress.

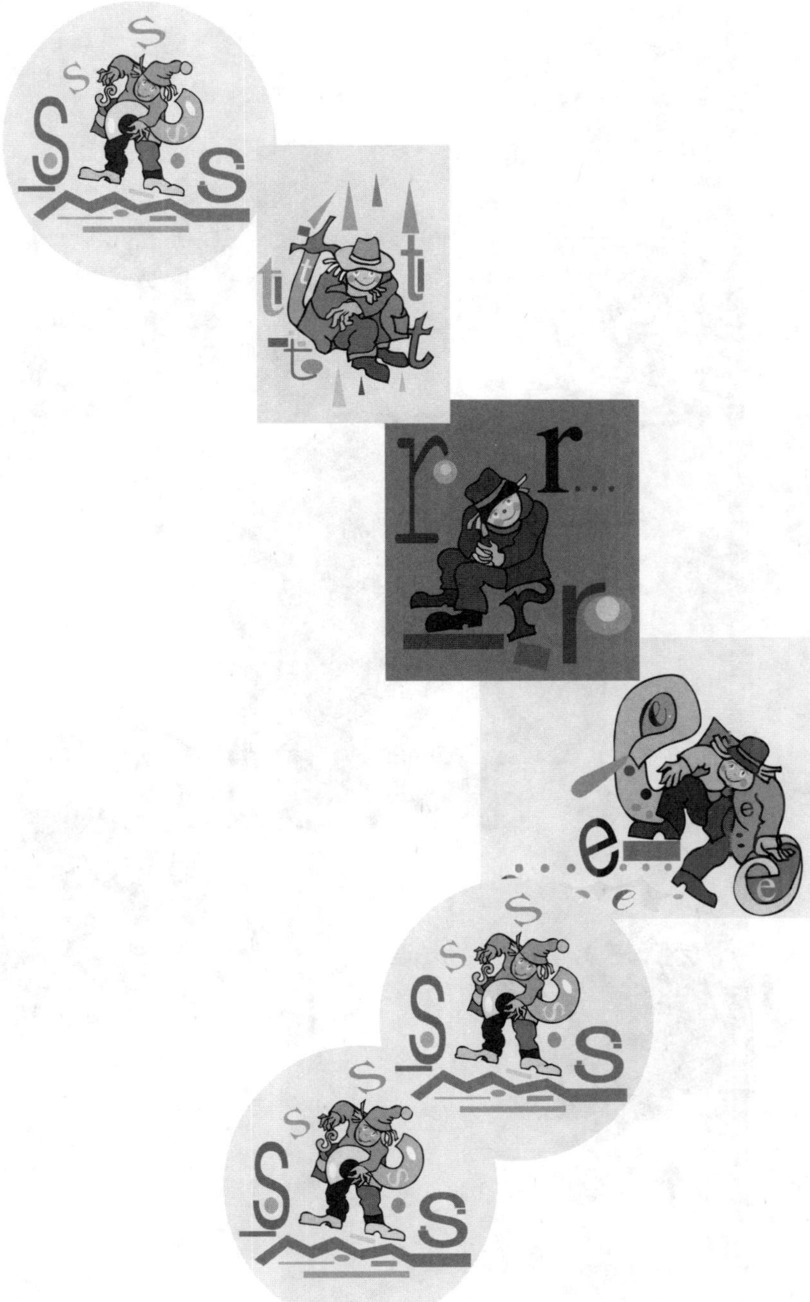

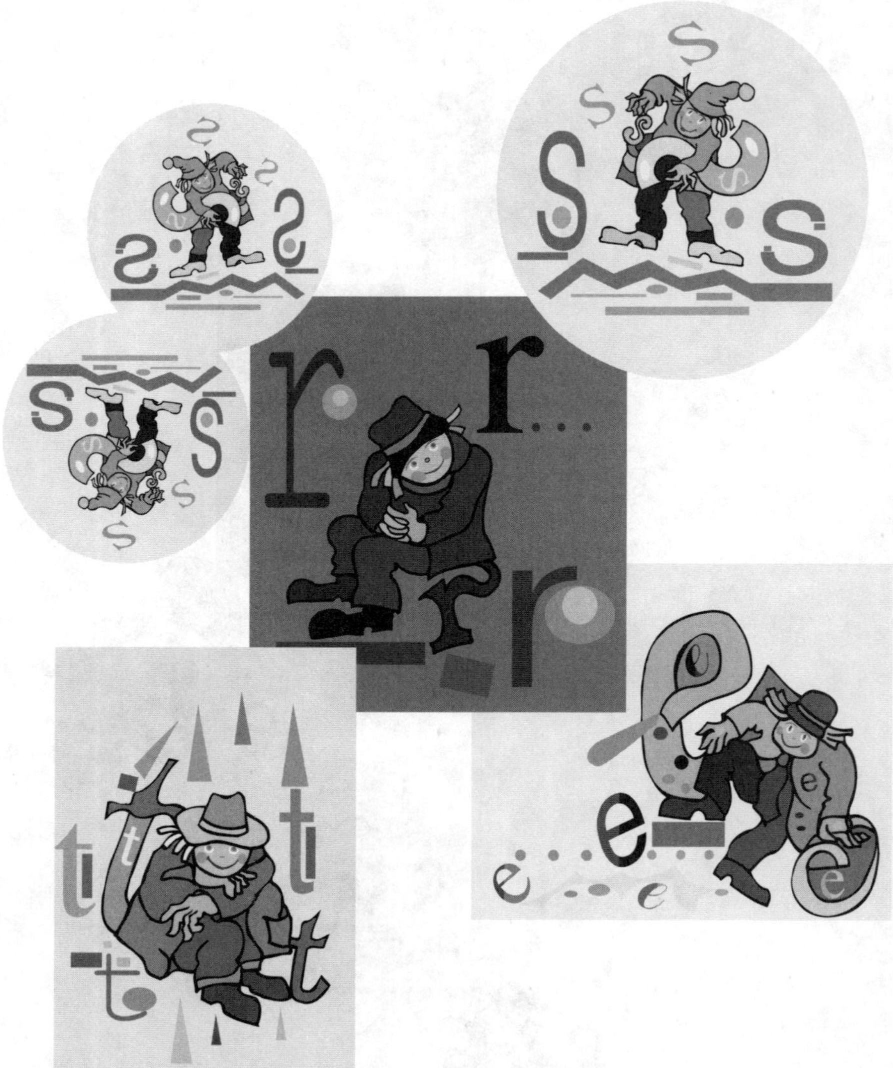

# 3 Wie kann Stress wissenschaftlich erklärt werden?

Die Stressforschung geht vor allem auf die wissenschaftlichen Leistungen von Hans Selye, dem „Vater des Stresskonzepts“ zurück. Versuchen Sie beim Lesen der ausgewählten Lebensdaten von Hans Selye nachzuvollziehen, wie er das Stresskonzept entwickelt hat. Seine Lebensweise könnte natürlich auch als Vorbildfunktion angesehen werden.

## *3.1 Selye und die Geburt des Stresskonzepts*

Hans Selye wurde am 25. Januar 1907 in Wien geboren. Sein Vater, Hugo Selye, war Chirurg. Er diente in der österreichisch-ungarischen kaiserlichen Armee und gründete später eine chirurgische Privatklinik. Diese wurde von Maria Felicitas, der Mutter von Hans Selye, verwaltet. Der Vater von Hans Selye war Ungar und seine Mutter Österreicherin. Bereits mit vier Jahren konnte Hans Selye vier Sprachen sprechen. Später beherrschte er Deutsch, Ungarisch, Tschechisch, Slowakisch, Russisch, Spanisch, Französisch, Italienisch und Englisch.

Hans Selye besuchte das ungarische Gymnasium in Komárno und studierte dann an der Prager Universität Medizin. Während seiner Studienzeit absolvierte er jeweils ein einjähriges Praktikum in Paris und in Rom.

Als Student war er immer bemüht, mit der Vermittlung des Lehrstoffs Schritt zu halten! Er handelte nach dem Motto: „Wir lernen für das Leben, nicht für die Schule!“ (Vitae non scholae discimus!). Hans Selye verfiel nicht in die allgemeine Gewohnheit, das Lernen für Prüfungen auf den letzten Augenblick hinauszuschieben! Am Ende des Medizinstudiums hatte Hans Selye ein ganzes Jahr Zeit, um die Prüfungen zu belegen. Sie wurden im Abstand von einem Monat eine nach dem anderen abgelegt. Somit bestand für jeden Studenten die Möglichkeit, den Lehrstoff in jedem Fach gründlich zu wiederholen. Im Unterschied zu seinen Kommilitonen belegte Hans Selye pro Tag eine Prüfung. An der Prager Universität hatte nie zuvor ein Student so etwas fertig gebracht!

Am Ende des zweiten Studienjahres hielt Professor von Jaksch (Hämatologe) seine Einführungsvorlesung im Fach Innere Medizin. Gegenstand der Vorlesung war die Diagnose. Er führte seinen Studenten Patienten vor und demonstrierte, wie man zu der richtigen Diagnose kommt, indem man einfache Fragen stellt und nach spezifischen Zeichen und Symptomen der Krankheit sucht. Hans Selye wunderte sich, dass der Professor zwar die Diagnose richtig stellte, aber kein Wort über alle jene Zeichen und Symptome von Krankheit verlor, die ihm als Student vollkommen offensichtlich waren. Alle Patienten hatten etwas gemeinsam: Sie sahen alle krank aus und fühlten sich auch so. Das war auch der auslösende Faktor, weshalb sie zum Arzt gingen. Damit war eigentlich schon das Konzept „Stress" im Geist von Hans Selye vorhanden! Beobachtet man kranke Menschen, was stellt man fest? Sie fühlen sich unwohl, sehen müde aus, haben keinen Hunger, verlieren an Gewicht, haben kein Bedürfnis zur Arbeit zu gehen, sie legen sich lieber hin anstatt aufzustehen. Sie zeigen alle nicht spezifische Erscheinungen von Krankheit. Sie präsentieren ein Syndrom, welches anzeigt, dass sie krank sind. Hans Selye nannte dieses Syndrom *„das Syndrom des Krankseins schlechthin"*. Zu dieser Zeit war er 19 Jahre alt. Nach Selye gibt es ein stereotypes Syndrom, das Krankheit an sich charakterisiert. Von seinem Professor wurde er mit seiner Ansicht nicht für ernst genommen. Nach dem Motto: „Wenn eine Person krank ist, sieht sie auch krank aus!"

Als Medizinstudent im zweiten Studienjahr kamen ihm schon die Gedanken, ob es Methoden geben kann, mit denen man den Mechanismus „des Syndroms des Krankseins schlechthin" aufklären könnte. Wenn dieses Rätsel gelöst ist, könnten die stereotypen Krankheitserscheinungen, unabhängig von deren spezifischen Ursache, unterdrückt werden. Gewichtsverlust könnte verhindert werden, das Schwächegefühl, allgemeine Schmerzen, Entzündungen, Energieverlust...! Es schien deshalb einleuchtend, dass die Behandlung bei nichtspezifischen Krankheitsbildern anstatt bei bestimmten Krankheitserzeugern einsetzen könnte!

Hans Selye erwarb den Doktorgrad in Medizin und zwei Jahre später auf dem Gebiet der organischen Chemie. Den letzteren betrachtete er als zusätzliche Qualifikation, um in der Medizin forschen zu können. Da er seine beiden Doktortitel in so frühen Jahren erlangte, erhielt er als Anerkennung ein Rockefeller-Forschungsstipendium für die Vereinigten Staaten. Nach dem er ein Jahr an der Johns-Hopkins-Universität in Baltimore, einer Stadt in Maryland (Staat im Osten der USA), in der Abteilung für biochemische Hygiene arbeitete, wechselte er an die McGill-Universität nach Montreal, einer kanadischen Stadt in der Provinz Quebec. An dieser vollendete er die zweite Hälfte seines Rockefeller-Forschungsstipendiums und erhielt vom berühmten kanadischen Biochemiker Professor J. B. Collip 1933 eine Dozentenstelle für Biochemie.

1936 begegnete Hans Selye sein „Syndrom des Krankseins schlechthin“ wieder, aber in einer vollkommen anderen Form. Er arbeitete zu dieser Zeit an der McGill-Universität in Montreal als Assistent von Professor J. B. Collip, dem Entdecker des Nebenschilddrüsenhormons (Parathormon). Zu der damaligen Zeit waren nur zwei Typen weiblicher Geschlechtshormone bekannt. Professor Collip vermutete, dass es noch ein weiteres geben müsste, das jedoch noch identifiziert werden müsste. Er beauftragte Hans Selye mit folgender Aufgabe. Er sollte mit einem Eimer zum Schlachthaus gehen und diesen gefüllt mit den Eierstöcken frisch geschlachteter Kühe zurückbringen. Aus diesen Eierstöcken stellte Professor Collip verschiedene Extrakte her, die Hans Selye weiblichen Ratten einzuimpfen hatte. Er sollte dann an den Tieren eine Autopsie durchführen, um nach Veränderungen an ihren Geschlechtsorganen zu suchen. Der junge Assistent beobachtete stattdessen, eine Erweiterung der Nebennierenrinde (NNR) mit Anzeichen von verstärkter endokriner Aktivität, Schrumpfung des Lymphgefäßsystems einschließlich der Thymusdrüse und Geschwüre an Magen und Zwölffingerdarm.

Hans Selye führte weitere Beimpfungen mit Extrakten durch, die aus verschiedenen anderen Organen (Plazenta, Milz, Nieren) gewonnen wurden. Er setzte seine Laborratten Kälte und Muskelanstrengungen aus und schließlich injizierte er ihnen die giftige Substanz Formalin. Normalerweise dient Formalin zur Aufbewahrung von Gewebeproben. Es stellte sich heraus, dass ein Versuchstier, gleich welcher Art Schädigung ihm zugefügt wurde, wenn es lang genug überlebte und der Stressor stark genug war, die typische Kombination (Überreaktivität der Nebennieren, Lymphgefäßatrophie, Magengeschwüre) sich zeigte.

Hans Selye erinnerte sich an die Einführungsvorlesung von Professor Jaksch am Ende des zweiten Studienjahres. Die vom Professor vorgestellten Patienten zeigten, unabhängig von der festgestellten Diagnose, nichtspezifische Erscheinungen von Krankheit. Er erkannte in ihnen Ähnlichkeiten mit der vergrößerten Nebennierenrinde, dem verkleinerten Thymus und den Geschwüren seiner Versuchsratten. Ihm fiel auch ein, dass viele Krankheiten im Prinzip gleich behandelt wurden. Den Patienten wurde geraten, sich auszuruhen, einfache Nahrung einzunehmen und sich warm zu halten.

Hans Selye konstatierte, dass der menschliche Organismus über ein allgemeines, nichtspezifisches Reaktionsmuster verfügt, mit dem er auf die potentiellen Schäden durch krankheitsauslösende Faktoren antwortet. Das Stresskonzept war geboren und wurde nun wissenschaftlich untersucht.

Das was Hans Selye beobachtete, war *„die nichtspezifische Reaktion auf alle möglichen Arten von Herausforderung.“* Später nannte er dieses Phänomen *„biologischer Stress“*. Mit 29 Jahren veröffentlichte er diese Ergebnisse unter dem Titel: *„A Syndrome Produced by Diverse Noxions Agents“* (Ein Syndrom, herbeigeführt durch verschiedene schädigende Agenzien).

Weiterhin fragte sich Hans Selye, weshalb so viele Menschen an Herzkrankheiten, zu hohem Blutdruck, Arthritis oder seelischen Störungen leiden? Dies sind keine ausgesprochenen stereotypen Anzeichen aller Arten von Krankheiten, doch sie kommen häufig vor. Er nahm einfach einen nichtspezifischen gemeinsamen Faktor ihrer Verursachung an. Hans Selye stellte folgende Überlegung an: Sind all diese Leiden nur Ausdruck der allgemeinen Anzeichen von Stress und Aggression, modifiziert durch die individuelle Prädisposition zu der einen oder anderen Art von Reaktion? Zum Beispiel könnte die unter Stress stattfindende stereotype nervliche und hormonelle Reaktion selektiv das eine oder andere Organ betreffen, abhängig von einer ererbten oder erworbenen Prädisposition, die es zum schwächsten Teil des Körpers macht. Folglich wäre es sehr wahrscheinlich, dass dieses Organ unter einer allgemeinen Belastung zusammenbricht.

Hans Selye bewegte die Frage: „Welcher Mechanismus steckt hinter den stereotypen Erscheinungen der Stressreaktionen?" Er definierte Stress wie folgt: *„Stress ist die unspezifische Reaktion des Körpers auf jede Art von Anforderung"*.

Im Tierexperiment konnte Hans Selye das Anpassungssyndrom nachweisen. Bei Tieren, die verschiedenen Wirkstoffen ausgesetzt waren, die Anpassung erforderten, war die erste Stressreaktion die sogenannte Alarmreaktion. Während dieser Reaktion bildete die Hypophyse eine hohe Menge ACTH (adreno-cortico-tropes Hormon), welches die NNR zur Bildung und Freisetzung von Corticoiden veranlasst. Doch unter längerem Einfluss ähnlicher Wirkstoffe folgte auf die Alarmreaktion das Widerstandsstadium, während dessen die Tiere Anforderungen mit einer geringen Erhöhung ihrer grundlegenden ACTH- und Corticoidproduktion begegnen konnten. Schließlich setzte die Erschöpfungsphase ein und die Tiere unterlagen dem Stress, nach dem sie ihre Anpassungsenergie verbraucht hatten.

Diese Stadien stimmten nach H. Selye mit den drei Lebensphasen des Menschen überein, nämlich der Kindheit, dem Erwachsenenalter und der Senilität. Während der Kindheit besteht ein niedriges Widerstandsvermögen und es erfolgen übertriebene Reaktionen auf alle möglichen Reize. Das Erwachsenenalter ist gekennzeichnet durch die Anpassung an die am häufigsten in Erscheinung tretenden Agenzien und durch eine erhöhte Resistenz. Die Senilität geht schließlich einher mit dem endgültigen Verlust der Anpassungsfähigkeit und der Erschöpfung. Sie endet mit dem Tod.

Unter bestimmten Umständen entwickeln Tiere in einem Zustand von Stress Krankheiten, die Hans Selye *„Stresskrankheiten"* oder *„Anpassungskrankheiten"* (z. B. Herzleiden, nervöse Erschöpfung…) nannte. Sie alle erinnern an die Krankheiten, die unter ständigen intensiven Stress auch bei Menschen auftreten. Jahrelang widerstehen die meisten Menschen dem Stress, der hervorgerufen wird durch Aufregung, Frustration, körperliche Erschöpfung, Anspannung, Überarbeitung, chronische Infektionen u. a. Faktoren, die Anpassung erfordern. Schließlich kommt der Tag, an dem eine normalerweise ausgeglichene Person beginnt, Anzeichen erhöhten Blutdrucks zu zeigen, an dem der überarbeitete Geschäftsmann einen Herzinfarkt erleidet oder an dem die Mutter, die für eine große Familie und einen anspruchsvollen Mann zu sorgen hat, die Anzeichen eines Magengeschwürs bemerkt. Ebenso wie bei der Kette das schwächste Glied am wahrscheinlichsten zusammenbricht, so gibt es im menschlichen Körper immer ein Organ oder Organsystem, das aufgrund von Vererbung oder äußeren Einflüssen das schwächste Glied ist und unter der Bedingung von allgemeinem biologischem Stress am wahrscheinlichsten zusammenbricht. Bei manchen Menschen ist das Herz, bei anderen das Nervensystem oder der Magen-Darm-Kanal dieses schwächste Glied. Deshalb entwickeln Menschen unter dem Einfluss der gleichen Art von Stressoren verschiedene Arten von Krankheit.

Dies waren die ersten Überlegungen von Hans Selye, die zum Konzept der Anpassungskrankheiten führten, die in erster Linie durch Stress hervorgerufen werden und dennoch bei verschiedenen Menschen unterschiedliche und schwierigste Formen annehmen können.

Hans Selye veröffentlichte über 30 Fachbücher und 1700 Aufsätze zum Thema Stress. Zwei seiner Bücher „The Stress of Life“ und „Stress Without Disstress“ wurden zum Klassiker.

Von 1945 bis zum Renteneintritt 1975 war er Professor und Direktor des Instituts für experimentelle Medizin und Chirurgie (Institut de médecine et de chirurgie expérimentales) an der Universität von Montreal, einer französischsprachigen Universität. Zugleich war er auch Vorsitzender des von ihm gegründeten Internationalen Instituts für Stress (International Institute of Stress). Hans Selye heiratete 1930 Frances Rebecca Love, 1949 Gabrielle Grant und 1978 Louise Drevet und hatte zwei Töchter und einen Sohn (Catherine, Marie, André). Hans Selye starb am 16. Oktober 1982 in Montreal.

Nach Hans Selye ist Stress die unspezifische Reaktion des Körpers auf jede Art von Anforderung. Woher nahm er eigentlich den Begriff Stress als Bezeichnung für diese Reaktion? Er entlieh sich diesen Ausdruck aus der englischen Physik, in der sich „stress“ auf die Interaktion zwischen einer Kraft und dem Widerstand gegen diese bezieht. Er fügte ein Adjektiv hinzu und wollte damit betonen, dass er das Wort in einem besonderen Sinn gebrauchte. Er bezeichnete nun die unspezifische Reaktion des Körpers als „biologischer Stress“. Jedoch kannte er zu dieser Zeit den Unterschied zwischen „stress“ und „strain“ in der englischen Sprache noch nicht. In der englischen Physik bezieht sich „stress“ auf einen Wirkstoff, der auf einen Widerstand leistenden Körper einwirkt und ihn zu deformieren sucht. Strain meint die Veränderung, die in dem beeinflussten Objekt hervorgerufen wird. Folglich hätte er sein Syndrom eigentlich „Strain-Syndrom“ nennen müssen. Hans Selye erkannte erst später diesen Unterschied. Zur Klärung des Problems führte er den Begriff „stressor“ ein. Somit konnte er den Terminus „biologischer Stress“ für die Reaktion beibehalten und für den Wirkstoff, der Stress erzeugt, steht der Begriff „stressor“. Das, was in der englischen Physik gleichbedeutend ist mit „strain“, wird in der Biologie „stress“ genannt. Was in der Physik „stress“ heißt, ist in den Humanwissenschaften als „stressor“ bekannt. Diese Terminologie wurde von den Stressforschern allgemein anerkannt und beibehalten.

Inzwischen befassen sich mehrere Wissenschaften mit dem Phänomen Stress und deshalb gibt es eine Vielzahl von Stressdefinitionen und Stresstheorien, die natürlich immer die Auffassungen der jeweiligen Disziplinen widerspiegeln.

## 3.2 Stresstheorien - Stressdefinitionen

Unabhängig davon, welche Definitionsansätze zur begrifflichen Bestimmung des Phänomens Stress verwendet wurden, kann davon ausgegangen werden, dass Stress auf der Grundlage der Person-Umwelt-Beziehung entsteht. Wird der Mensch als physio-psycho-soziales Wesen aufgefasst, so kann sich Stress in drei Komponenten äußern:

- in der Veränderung physiologischer Parameter,
- in psychischen Reaktionen und im
- sozialen Verhalten.

Stresstheoretische Modellvorstellungen wurden auf jeder Ebene des dreifaktoriellen Stressgeschehens (Vgl. Abb. 05) entwickelt. Die Betrachtungsschwerpunkte zeigen unterschiedliche Akzentuierungen, je nach dem, ob biologische, psychische oder soziale Prozesse betont werden sollten.

### 3.2.1 Biologische Stresstheorie von Selye

Selye, am 25. Januar 1907 in Wien geboren, hatte in Prag studiert und in den USA sowie in Kanada im Rahmen eines Rockefeller-Stipendiums gearbeitet, bevor er nach seiner Rückkehr in die damalige Tschechoslowakei das Angebot für eine Dozentur an der McGill-Universität in Montreal annahm. Hier arbeitete Selye im Labor von James Bertram Collip, dem Entdecker des Parathormons, bei der Präparation von Eierstöcken frisch geschlachteter Kühe mit. Collips Ziel war es, ein vermutetes neues Geschlechtshormon zu isolieren. Selye sollte die aus den Eierstöcken gewonnenen Extrakte Ratten verabreichen und dann sehen, ob Veränderungen auftreten, welche nicht mit den Wirkungen der damals bekannten Eierstockhormone erklärbar waren. Doch statt der von Collip erwarteten Veränderungen an den Geschlechtsorganen fand Selye nach Injektion der Eierstockextrakte bei seinen Versuchsratten regelmäßig vergrößerte Nebennieren, geschrumpfte Lymphorgane und massive Magen-Darm-Geschwüre. Derartige Veränderungen waren jedoch nicht nur durch Eierstockextrakte auslösbar, sondern auch durch simple Laborchemikalien, Kälte oder langzeitige körperliche Belastung. Selye vermutete deshalb, dass diese Veränderungen an den Nebennieren, Lymphorganen und am Magen-Darm-Kanal eine gemeinsame Grundlage haben. Diese Ergebnisse waren es, die Selye dazu führten zu postulieren, dass unterschiedliche schädliche Faktoren gleichartige Mechanismen in Gang setzen, mit deren Hilfe sich der Organismus an die Stressoren adaptieren kann. Erst wenn die Adaptationsfähigkeit des Organismus durch übermäßig starken, langzeitigen oder wiederholten Stress erschöpft ist, kann dieses zu stressbedingten Schäden führen, wie sie sich an Selyes Laborratten zeigten.

Im Zentrum der dabei ablaufenden Prozesse sah Selye die sogenannte Stressachse, welche durch physische und auch psychische Belastung in Gang gesetzt wird (Vgl. Abb. 1). Als Folge werden humoral über das adrenocorticotrope Hormon (ACTH) des Hypophysenvorderlappens (HVL) und neuronal über den Nervus splanchnicus die beiden Nebennieren stimuliert. Die humorale Aktivierung via ACTH führt zur Ausschüttung der Glucocorticoide aus der Nebennierenrinde (NNR), die neuronale Aktivierung zur Catecholaminfreisetzung aus dem Nebennierenmark (NNM). Diese sogenannten Stresshormone der Nebenniere helfen dann dem Organismus, sich an die erhöhten Anforderungen zu adaptieren, indem sie unter anderem das Herz-Kreislauf-System, die Energieproduktion und das Immunsystem aktivieren.

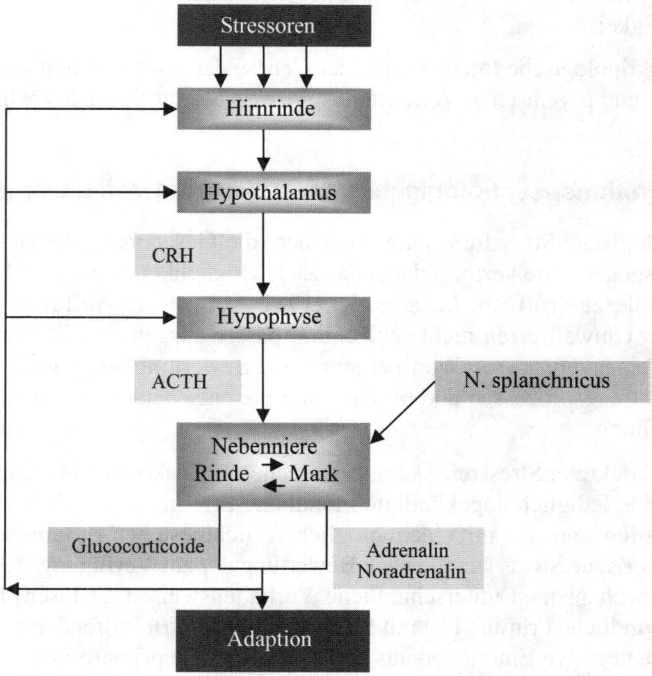


**Abb. 1.** *Schematische Darstellung der „klassischen Stressachse“ mit der Nebenniere als peripheres Stellglied*

Der tagtägliche Stress (Eustress), sei er physischer oder psychischer Natur, ist also für den Organismus von Nutzen, weil er Adaptationsprozesse in Gang setzt und den Organismus auf diese Weise befähigt, höhere Anforderungen zu bewältigen.

Übermäßiger Stress, der zu lange anhält, schädigt jedoch den Organismus. Aber auch zu geringer Stress, also zu geringe Anforderungen, sind für den Organismus schädlich.

Heute wissen wir, dass diese „klassische Stressachse" von Selye in enger Wechselwirkung mit dem Nerven- und Immunsystem zu sehen ist. Hormon-, Nerven- und Immunsystem gewährleisten durch komplexe Anpassungsvorgänge das Gleichgewicht (Homöostase) im Organismus.

Die von Selye unter experimentellen Stress gefundene Thymusinvolution ist ein sehr empfindliches Symptom nach Stresseinwirkung. Bei Ratten kommt es bei wiederholtem Immobilisationsstress schon nach drei bis vier Tagen zu einer Gewichtsabnahme des Thymus. Hierfür werden als Stresshormone die Glucocorticoide und Catecholamine (Adrenalin, Noradrenalin) verantwortlich gemacht. Derartige stressbedingte Schädigungen des Immunsystems sind eine Erklärung für die lange bekannte höhere Infektanfälligkeit des Menschen unter Stressorbelastung. Stressprotektive Maßnahmen verhindern oder verzögern im Tierexperiment die beschriebene Involution des Thymus. Stressprotektion reduziert gleichfalls die stressinduzierte höhere Infektanfälligkeit.

Selyes endokrinologische Interpretation der Genese der Stressreaktion vernachlässigt die nervalen und psychischen Vermittlungsprozesse bei der Stress-Signalisierung.

## 3.2.2 Kognitionspsychologisches Stresskonzept von Lazarus

Die psychologische Stressforschung untersucht die Gesetzmäßigkeiten der psychischen Stressgenese. Sie verfolgt dabei das Ziel, Möglichkeiten zur psychologischen Stresskontrolle zu eröffnen. Lazarus, R. (1981) vertritt die Auffassung, dass der Mensch den Umweltreizen nicht schlechthin passiv ausgeliefert ist, sondern diese unterliegen einer subjektiven Wahrnehmung und Bewertung (appraisal), also kognitiven Vermittlungsprozessen und bilden somit die entscheidende Grundlage für die Stressentstehung.

Das Fehlen konkreter Stressreize kann entsprechende Reaktionen in Gang setzen, indem z. B. eine lediglich angekündigte mündliche Prüfung gedankliche Vorstellungen hervorrufen kann, die mit einem möglichen Nichtbestehen verbunden sind. Dieser antizipatorische Stress kann je nach Bewertung der zur Verfügung stehenden Bewältigungsmechanismen unterschiedliche Verhaltensweisen auslösen. Eine zu erwartende mündliche Prüfung löst mit Sicherheit bei dem zu Prüfenden nach Terminbekanntgabe negative Emotionen aus und es erfolgt eine primäre Bewertung des zu erwartenden Ereignisses. Das Ergebnis dieser „primary appraisal" kann als Bedrohung antizipiert werden. Nach Überprüfung der vorhandenen Bewältigungsfähigkeiten und Bewältigungsmöglichkeiten, im Sinne der sekundären Bewertung („coping resources and options") kann, wenn diese positiv ausfällt, eine Neubewertung („reappraisal") durchgeführt werden und die ursprünglich erlebte Bedrohung gemildert oder gänzlich beseitigt sein.

Die Analyse anfordernder Situationen muss in der Bilanz nicht positiv sein. Fehlende erlernte Bewältigungsmuster führen eventuell zur Resignation und Vermeidung von Anstrengungsversuchen. Sind Personen von ihren Bewältigungsfähigkeiten überzeugt, so ist ihre Betrachtungsweise hinsichtlich der Anforderungssituation von herausforderndem Charakter.

Es kann festgestellt werden, dass objektiv gleiche Reize zu interindividuell unterschiedlichen Bedeutungszuschreibungen führen. Die dann erlebte Stressreaktion ist unterschiedlich, sie muss es auch sein, da die individuelle Bewertung den Grad der erlebten Emotion auslöst.

Im Gegensatz zur biologischen Unspezifitätshypothese ist eine stereotype Stressreaktion auf unterschiedliche Stressoren im psychologischen Zusammenhang nicht zu erwarten. Die erlernten subjektiven Bewertungsprozesse können den Stresszustand und die Stressfolgen ständig ändern. Durch diesen dynamischen Prozess besteht auch die Möglichkeit, dass die Stressfolgen zu neuen Stressreizen werden.

### 3.2.3 Sozialpsychologisch-soziologisches Stresskonzept von Levi und Nitsch

Nach Levi, L. existiert eine Wechselwirkung zwischen den psychobiologischen und psychologischen Eigenschaften des Individuums, die das Wesen und die Art der Reaktion auf Stimuli bestimmen. Levi geht davon aus, dass psychosoziale Stimuli von sozialen Interaktionen sowie zwischenmenschlichen Beziehungen herrühren und imstande sind, emotionale Reaktionen hervorzurufen. Die Reaktionsweise wird teils genetisch und teils durch die individuellen frühkindlichen Erfahrungen bestimmt. Ungünstige sozialumweltbedingte Faktoren einerseits und mangelnde intrapsychische Verarbeitungsfähigkeit dieser andererseits, können zur Auslösung somatischer Krankheiten führen, oder deren Verlauf negativ beeinflussen. Innere oder äußere psychische oder somatische Faktoren sind in der Lage, den zur Krankheit führenden Prozess zu beschleunigen oder zu verzögern. Levi bezeichnet diese als „interagierende Variablen".

Nach Nitsch, J.R. wird sozialer Stress durch gesellschaftlich vorgeformte Einflüsse ausgelöst und die jeweilige Gesellschaft, die den Stress ihrer Mitglieder produziert, ist dafür grundverantwortlich.

Die individuelle Stressreaktion hängt nicht nur von der persönlichen Bewertung der auslösenden Stimuli ab, sondern sie wird in Wirklichkeit sozial vermittelt. Der Mensch als physio-psycho-soziales Wesen ist integriert in einen sozialen Lernprozess, der während des Lebens ständig anhält und sich in qualitativer und quantitativer Sicht unabänderlich wandelt.

Die in einer Gesellschaft existierenden Prinzipien, Werte, Normen und sittlichen Anschauungen bestimmen die Verhaltensqualität der Menschen zueinander. In diesem Zusammenhang ist nicht allein entscheidend, was objektiv bedrohlich ist, sondern was nach gängiger Anschauung dafür gehalten wird. Wird innerhalb einer Schulklasse bekannt, dass die Prüfungsanforderungen in dem abzuschließenden Fach zu schwer und kaum erfüllbar sind, kann die von einzelnen Schülern als bedrohlich antizipierte Prüfungssituation umbewertet werden. Erfolgt die Einflussnahme durch andere im gleichen sozialen Kontext stehenden Personen in einer die Selbstwertfindung schädigenden Art und Weise, ist bei der betroffenen Person mit einem Verlust der sozialen Kompetenz und Identität zu rechnen. Soziale Interaktionen sind nicht generell nur stressauslösend, sie besitzen auch die Fähigkeit als Stressmoderatoren zu wirken. Nach Nitsch beruhen solche stressreduzierenden Efekte sozialer Beziehungen auf folgende Faktoren:

- instrumentelle Unterstützung,
- emotionale Unterstützung,
- Stressrelativierung durch sozialen Vergleich.

Die Art der bestehenden sozialen Beziehung bestimmt folglich das Sozialverhalten unter Stress. Nitsch (1981) stellt fest, dass bei mittleren Stressgraden sowohl die Gruppenkohäsion als auch die gruppeninternale Kooperation optimal ist. Zunehmende Stressintensität führt nach seiner Meinung zu einer Auflockerung der Gruppenstruktur bis hin zu einem Gruppenzerfall.

Nicht die individuellen Persönlichkeitsmerkmale sind entscheidend für die Auslösung der Stressreaktion im sozialpsychologischen Sinn, sondern die psychisch erlebte Stellung in einem Sozialkontext auf den Stressoren wirken.

## 3.2.4 Stresstheorie unter regulationstheoretischem Aspekt von Hecht und Balzer

Basierend auf den vorgestellten Stresskonzepten, unter Berücksichtigung der Betrachtung des Menschen als einer biopsychosozialen Einheit, unter Bezugnahme verschiedener regulationstheoretischer Auffassungen und unter Einbeziehung des Aspektes, dass Belastungssituationen Regulationsveränderungen hervorrufen, formulierten Hecht und Balzer (1989) ihre Stressdefinition:

*„Stress ist eine zeitweilige oder permanente Veränderung der individuellen psychophysiologischen Homöostase. Stress stellt eine Körperfunktion dar, in die Prozesse aller Regulationsebenen einbezogen werden können, molekulare, zelluläre, organsystemische und ganzheitliche."*

Als Stressor wird der stressauslösende Stimulus bezeichnet, der sowohl dem exogenen als auch dem endogenen Milieu entstammen kann.

Diese Definition zeigt, dass zwischen zustands- und reaktionsbezogenen Definitionen des Stressgeschehens keine Trennung vorgenommen werden kann.

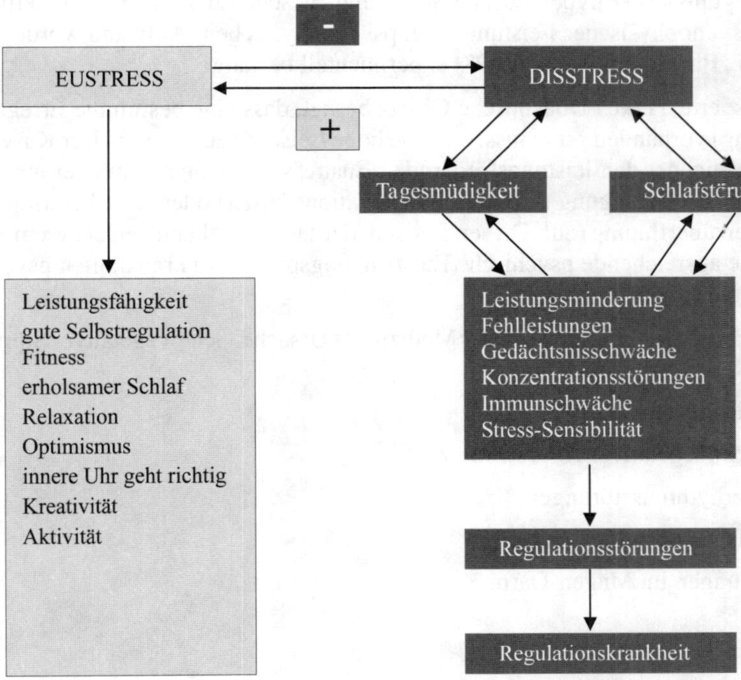


**Abb. 2.** *Charakteristik von Eustress und Disstress (Balzer, H.-U. 1996)*
*(+) Verbesserung der Fähigkeit im Umgang mit Stress,*
*(-) Verschlechterung der Gesundheit, inadäquate Lebensweise*

Bereits Selye stellte fest, dass sowohl durch schädliche als auch durch angenehm erlebte Ereignisse die typischen Stressreaktionen ausgelöst werden. Er unterscheidet zwei Arten von Stresswirkungen, den Eustress (vom griechischen eu = echt oder gut) und den Disstress (vom lateinischen dis = gestört, entartet, Unordnung). In Abhängigkeit von den jeweils vorliegenden Bedingungen ist Stress mit erwünschten oder unerwünschten Folgen verbunden.

Hecht und Balzer unterscheiden ebenfalls hinsichtlich der Wirkung auf das Individuum zwischen einer adaptiven Form des Eustress und einer maladaptiven Form des Disstress.

Um Leistungen zu vollbringen, ist ein bestimmtes Maß an psychischer Anstrengung notwendig, verbunden mit einem mittleren Aktivierungsniveau des Nervensystems. Dieser Zustand, der Eustress, fördert die Gesundheit, indem er die Leistungsmotivation und Anpassungsfähigkeit des Organismus erhöht. Die Beziehungen, die zwischen Stress und Leistung bestehen, bringt das von Hecht und Balzer modifizierte Yerkes-Dodson`sche Gesetz zum Ausdruck. Bereits 1908 postulierten Yerkes und Dodson eine invertierte U-Funktionsbeziehung zwischen Leistung und Erregung (Aktivierung). Schlechte Leistungen entstehen ihrer Meinung nach bei geringer und starker Erregung. Diese hypothetische Beziehung zwischen zentralnervöser Aktivierung und psychophysischer Leistung bzw. psychophysischem Aufwand wurde von Rosenkranz, Balzer und Hecht (1998) experimentell bestätigt.

Das modifizierte Yerkes-Dodsonsche Gesetz besagt, dass eine bestimmte Erregung (Aktivierung) vorhanden sein muss, um eine hohe Leistung zu erzielen. Der Kurvengipfel kennzeichnet den leistungsfördernden Eustress. Leistungsverminderung tritt entweder bei Untererregung (z.B. durch Motivationsdefizit) oder bei Übererregung (z.B. bei Reizüberflutung) auf. Dieser Zustand, der Disstress, kann bei längerem Andauern ohne ausreichende psychische Entspannungsphasen zu krankhaften psychosomatischen Reaktionen führen!

So gilt psychosozialer Disstress in der Medizin als Ursache vieler vegetativer Störungen (Vgl. Kapitel 4) wie:

- Schlafstörungen,
- psychovegetativer Kopfschmerz,
- Herzrhythmusstörungen,
- Kreislaufstörungen und
- Störungen im Magen-Darm-Kanal.

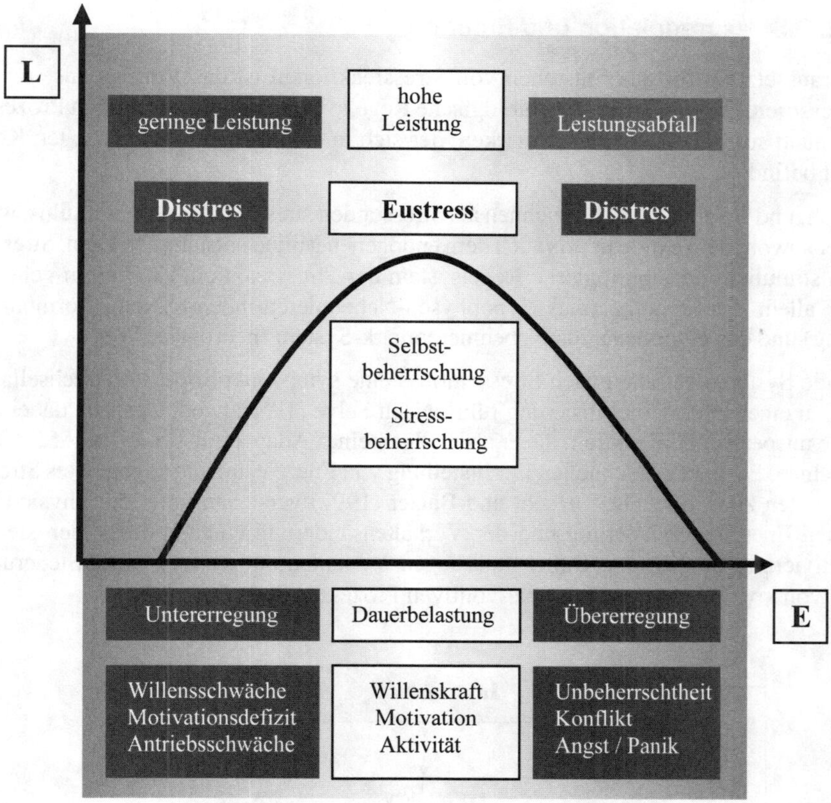


***Abb. 3.*** *Beziehung zwischen Leistungsfähigkeit (L) und Erregungszustand (E) – Stress*

## 3.2.5 Stressregulation und Emotion

Voraussetzung für das Entstehen von Stressreaktionen ist das Vorhandensein von Stressoren, die sowohl auf das biologische Regelsystem, auf die kognitiven Prozesse als auch auf den Menschen einwirken, der sich in einem bestimmten sozialen Kontext befindet.

Hecht und Balzer (1989) bezeichnen als Stressor den stressauslösenden Stimulus, welcher sowohl dem exogenen als auch dem endogenen Milieu entstammen kann. Stressoren stimulieren das biologische Regelsystem der Stressreaktion. Zu diesem gehören vor allem das Hypothalamus-Hypophysen-Nebennierenrinden-System (hormonaler Weg) und das Hypothalamus-Nebennierenmark-System (neuronaler Weg).

Beide Systeme entfalten nach Stresseinfluss eine sympathikotrope Stoffwechsellage, die zu einer Energiemobilisierung führt. Nach Selye (1956) handelt es sich dabei um eine unspezifische Reaktion, die er als „Allgemeines Adaptationssyndrom (ASS)" bezeichnet. Es dient der schnellen Bereitstellung von Energie, um ein angepasstes Stressverhalten zu ermöglichen. Hecht und Balzer (1997) verstehen unter der physiologischen Energiemobilisierung und der Verhaltensänderung einen Prozess, den sie als Aktivierung bezeichnen. Dabei unterliegen Verhaltensänderungen einer Steuerung, die von kognitiven und emotional-volitiven Prozessen beeinflusst werden.

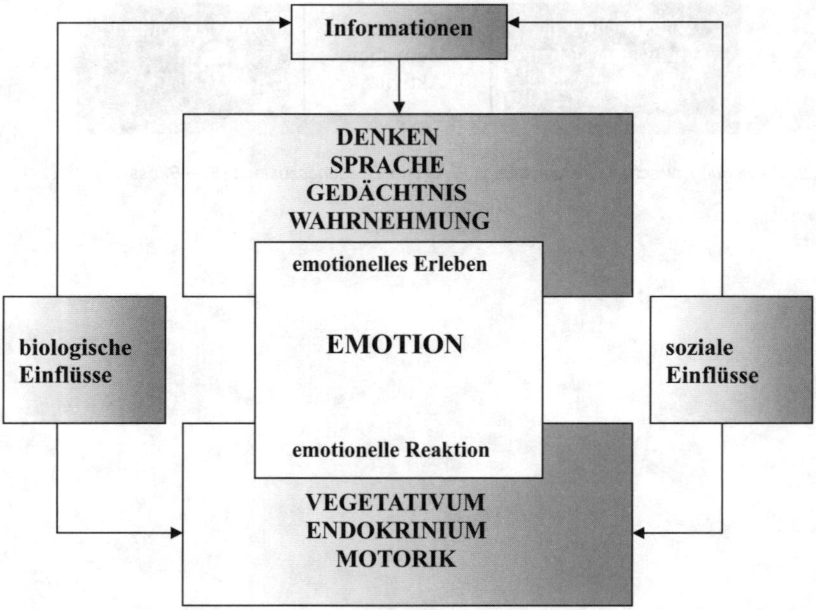


**Abb. 4.** *Emotionen als Vermittler zwischen kognitiven Prozessen, vegetativen und hormonellen Reaktionen*

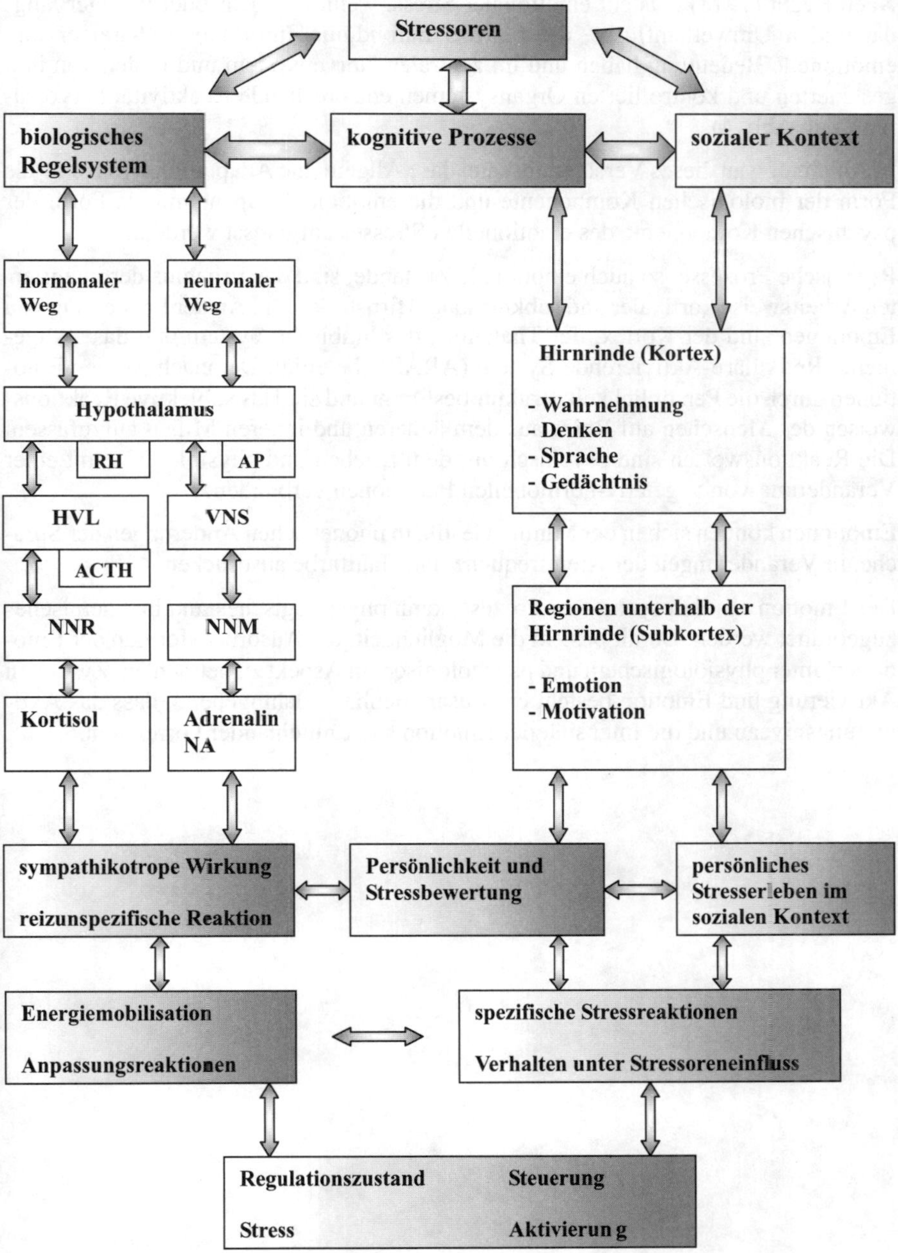


**Abb. 5.** *Dreifaktorielle Stressregulation nach Rosenkranz (1999)*

Nach Hecht (1978) entsteht emotionaler Stress, wenn die mehr oder weniger langdauernden Umwelteinflüsse, die für das Individuum Informationscharakter und emotionelle Bedeutung haben und im zentralen Nervensystem und in den von ihm gesteuerten und kontrollierten Organsystemen entsprechende Reaktivität hervorrufen (Vgl. Abb. 4).

In Anlehnung an dieses Verständnis kann das „Allgemeine Adaptationssyndrom" als Form der biologischen Komponente und die emotionelle Spannung als Form der psychischen Komponente des emotionellen Stresses aufgefasst werden.

Psychische Prozesse, so auch emotionale Zustände, sind das Ergebnis der integrierten Arbeitsweise kortikaler und subkortikaler Hirnstrukturen. An der Entstehung von Emotionen sind der Kortex, der Thalamus, das limbische System und das „Allgemeine-Retikuläre-Aktivierende-System (ARAS)" beteiligt. Demnach werden Emotionen durch die Persönlichkeitsstruktur bestimmt und sind als subjektive Reaktionsweisen des Menschen auf Reize aus dem äußeren und inneren Milieu aufzufassen. Die Reaktionsweisen sind psychisch mit dem Erleben und physiologisch mit einer Veränderung von vegetativ-hormonellen Funktionen verbunden.

Emotionen können sich in der Mimik, Gestik, in phonetischen Änderungen der Sprache, in Veränderungen der Atemfrequenz und Hautfarbe ausdrücken.

Der Emotion als ein psychischer Prozess, kann physiologisches und biochemisches zugeordnet werden. Damit besteht die Möglichkeit, die Ausdrucksformen der Emotionen unter physiologischem und psychologischem Aspekt zu betrachten. Zwischen Aktivierung und Emotion besteht ein Zusammenhang dahingehend, dass das Aktivierungsniveau und die Intensität der Emotion stark miteinander korrelieren.

## 3.3 Stress und Schule

Nach Nitsch und Hackfort (1981) sind für den existierenden Schulstress Leistungs- und Prüfungsdruck verantwortlich zu machen. Sie sehen die Ursache für erhöhte Leistungsanforderungen in der zunehmenden Stofffülle bei größerem Zeitdruck. Die Zukunftschancen hängen von möglichst guten schulischen Leistungen ab. Ein Nichtbestehen von Prüfungen oder eine nicht ausreichende Qualifikation können dazu führen, dass eine interessengeleitete Wahl des Berufs oder des Studienfachs verhindert werden. Das Ausüben eines Berufs oder Studiums gegen das eigene Interesse, wird dann sicher zu einer weiteren permanenten Stressquelle. Das Erarbeiten von Sinnzusammenhängen tritt gegenüber dem Aneignen von Fachwissen zurück, was sich auch in Prüfungsformen (Multiple choice) und Prüfungsstrategien zeigt. Es dominiert vorwiegend ein quellen- und dozentenorientiertes Auswendiglernen.

Schulstress ist eine Kombination von Unter- und Überforderungsfolgen.

Mitbestimmend für die Entstehung von Schulstress ist nach Klafki (1991) das einseitige individualistisch-wettbewerbsorientierte Leistungsverständnis. Es fördert eine vorwiegend auf gute Zensuren und Zeugnisse ausgerichtete extrinsische Motivation und verhindert den Aufbau sachbezogener, intrinsischer Lern- und Leistungsmotive. Mitschüler und Kommilitonen werden, was ihre sozialen Beziehungen angeht, zu Konkurrenten.

Nach Brezinka (1986) hat sich unter dem Leitbild der „Wissenschaftsorientierung des Unterrichts" eine Überbetonung kognitiver Fähigkeiten, Leistungen und Vermittlungsstile herausgebildet, die zu einer Vernachlässigung der Entwicklung der Emotionalität geführt haben.

Die pluralistische Leistungsgesellschaft in Deutschland durchlebt eine Krise auf der Ebene der Orientierung, Wertung und Erziehung. Es dominiert die einseitige Überbewertung der Interessen der Individuen, die kaum noch in der Lage sind, sich in Gemeinschaften einzuordnen und berechtigte Autoritätsanforderungen anzuerkennen.

Michael Winterhoff (2008) macht dafür die ungenügende Ausbildung psychischer Funktionen von Kindern und Jugendlichen verantwortlich.

Überhöhte Ansprüche auf Freiheit und auf Vergnügen einerseits und die Notwendigkeit von Einordnung, Triebverzicht und Selbstdisziplin andererseits führen zu einer moralischen Spaltung der Menschen. Die Entsagung, die Arbeit, Beruf und Gemeinschaftspflichten erfordern, werden nicht mehr selbstverständlich geleistet, sondern als Unbequemlichkeit erlebt. Bernhard Bueb (2006) sieht in der inkonsequenten Erziehung und in der fehlenden Disziplin Ursachen dafür.

Wird die Schule als soziales Umfeld betrachtet, kann aus dieser Situation auch Stress entstehen. Die Konkurrenz, soziale Rangkämpfe, interpersonelle Aggression und Rollenzuschreibungen innerhalb einer Gruppe rufen sozialen Stress hervor. Leistungs- und sozialer Stress können hinsichtlich ihrer Genese unterschiedlicher Herkunft sein, sie beeinflussen sich gegenseitig. Soziale Positionen sind durch schlechte Prüfungsergebnisse beeinträchtigt und lassen Angst vor Blamage oder vor Verlust der Anerkennung entstehen. Die Antizipation eines eventuell zu erwartenden Leistungsversagens lassen aufgabenirrelevante Kognitionen während der Prüfungsvorbereitungsphase auftreten, und diese führen tatsächlich zu einer Beeinträchtigung des Leistungsvermögens.

Der Mensch lebt eingebunden in einem sozialen Kontext und hier können durch gestörte Familienverhältnisse oder schulunabhängige Fehlentwicklungen Lern- und Leistungsstörungen sich entwickeln, sodass sich die Schule als Manifestationsfeld von Stress darstellt.

Die Symptome von Schulstress äußern sich auf denselben Ebenen, die generell Projektionsfelder für Stresserscheinungen darstellen, nämlich der Verhaltens-, der Erlebens- und der physiologischen Ebene.

## 3.4 Stress und Schlaf

Auf die Schlafqualität üben z.B. Ärger in der Schule, Probleme mit dem Freund oder der Freundin, Konflikte mit dem Elternhaus, bestehende Arbeitslosigkeit eines Elternteils oder beider und eine ungewisse Berufsperspektive sowie ein von Hektik geprägter Alltag einen negativen Einfluss aus. Man schläft unruhig und die Folge ist eine schlechte Schlafqualität. Auch bevorstehende Ereignisse, wie z.B. eine Abschlussprüfung, wirken sich auf den Schlaf möglicherweise belastend aus. Im Laufe der Zeit kann sich eine „Bettangst“ entwickeln. Der Gedanke an die kommende Nacht ist mit der Vorstellung verbunden, dass man nicht einschlafen oder durchschlafen kann und deshalb bleibt man länger auf, in der Hoffnung dann besser schlafen zu können. Die andere Variante besteht darin, dass man sich früher hinlegt, um die Liegezeit zu verlängern. Diese erzwungene verlängerte Schlafzeit muss nicht mit einer verbesserten Schlafqualität einhergehen.

Bei gestressten Menschen stellt man u. a. einen Anstieg des Blutdrucks, von Adrenalin und Kortisol, des Blutzuckers, eine Beschleunigung des Stoffwechsels und des Wasserhaushalts (vermehrter Harndrang) fest.

Somit ist Stress eine zeitweilige oder dauerhafte Abweichung der psychischen und Körperfunktionen vom normalen inneren Gleichgewicht (Homöostase). Der Anstieg dieser Körperfunktionen geht mit einer Erhöhung der psychischen Spannung einher. Unter bestimmten Umständen können aber auch eine Senkung der Körperfunktionen und depressive Zustände unter Stress auftreten.

Stress ist eine normale Körperfunktion, die die Anpassung an die sich ständig verändernde Umwelt und sozialen Einflüsse gewährleistet. Stress versetzt den Menschen in einen Zustand erhöhter Bereitschaft, damit er bestimmte Anforderungen, Schwierigkeiten, Belastungen oder Gefahren bewältigen kann. Stress kann durch viele Faktoren ausgelöst werden, diese heißen Stressoren. Als Stressor können zahlreiche Einflüsse der Umwelt wirken, aber auch Selbststimulation durch gedankliches Beschäftigen mit ungelösten Problemen und durch Grübeln. Nach einer Stressregulation tritt gewöhnlich Entspannung ein.

Das Beherrschen dieses Wechselspiels zwischen psychischer Anspannung (Stress) und Entspannung ist die Grundlage dafür, den Stress zu beherrschen, ihn unter Kontrolle zu bringen und für die Leistungsförderung zu nutzen. Entscheidend ist hierbei die Dosis. Wer die richtige Dosis für sich findet, wird mit dem Stress gut leben, wer aber zuviel davon erzeugt, versalzt sich im wahrsten Sinne des Wortes das Leben. Leider tun das heute viele Menschen bzw. sie werden durch die gesellschaftlichen Bedingungen dazu gezwungen, sich das Leben zu versalzen (zu verstressen).

Der sich entwickelnde unvernünftige Lebensstil, den sich der Mensch aussetzt, erzeugt intensiv Dauerstress. Die jedoch erforderliche psychische Entspannung bleibt aus und es entwickelt sich ein Teufelskreis: Stress am Tage und Stress durch Schlaflosigkeit in der Nacht usw. Viele Menschen versuchen diesen Teufelskreis zu entgehen, indem sie viel Kaffee am Tage verbrauchen, abends Alkohol trinken und Schlafmittel zum Einschlafen nehmen. Die dadurch bedingte Stressverstärkung wird zum belastenden, leistungsmindernden, schlafstörenden und gesundheitsschädigenden Stress und führt kontinuierlich zur Stresskrankheit (Vgl. Kapitel 4). Es wird folglich genau das Gegenteil erreicht von dem, was in der Leistungsgesellschaft erstrebenswert sein soll. Dieser Stress heißt Disstress.

Der Mensch sollte möglichst sein Leben im Eustress verbringen und Disstress vermeiden. Den Schwierigkeiten und stressenden Faktoren sollte durch Aktivität entgegengewirkt werden. Wer sich passiv seinem Schicksal hingibt und keinen Ausweg aus der Lage sucht, muss dauerhaft mit Disstress und Schlafstörungen leben.

Zwischen Schlaf bzw. Schlafstörungen bestehen vielseitige Beziehungen (Zulley, J. 2005; Hecht, K. 2002). Im Wochenverlauf ist die beste Schlafqualität in der Nacht vom Freitag zum Samstag und die schlechteste Schlafqualität vom Sonntag zum Montag zu verzeichnen. Dies ist wie folgt zu erklären: Sowie die Arbeitswoche beendet ist, liegt vor dem Menschen gewöhnlich die Perspektive zweier ruhiger Tage, ohne Verantwortung und ohne Erwartung starker negativer Einflüsse. Der Schlaf hat eine gute Qualität. Wenn in der Nacht vom Sonntag zum Montag die Arbeitswoche bevorsteht, ist die Situation völlig anders: Hohe Erwartungsreaktionen, Unbestimmtheit und Ungewissheit dominieren in den Gedanken des Menschen. Er fragt sich: „Was erwartet mich in der kommenden Woche? Werde ich meine Aufgaben bewältigen können?“ Dieses Grübeln führt zu einer schlechten Schlafqualität und die Folge ist, dass am nächsten Tag ein erhöhter Zustand der emotionellen Erregbarkeit und eine Sensibilität gegenüber Stressoren bestehen.

## 3.5 Stress und Essverhalten

In der Nonstop-Gesellschaft verliert das Essen seinen Ort und seine Zeit. Es hat sich von sozialen und natürlichen Rhythmen gelöst. Gegessen wird an allen möglichen Orten und zu allen möglichen Zeiten. Wissenschaftler (u.a. König, W., 1998) sprechen von der „Ubiquität und Omnitemporalität" der Nahrungsaufnahme oder vom „Grasen". In der mobilen Gesellschaft ist der Mensch immer unterwegs und ernährt sich dabei z.B. im Auto, in der Bahn, in der S- oder U-Bahn, im Bus, im Flugzeug und auf dem Bürgersteig. Somit stellt Essen heutzutage kein zentrales Ereignis mehr dar, es verbindet sich mit anderen Tätigkeiten, wie Gehen, Fahren, Fliegen, Lesen, Musikhören und Fernsehen und wird so zu einer Sekundärhandlung. Man kann von einer Desozialisierung und Individualisierung des Essens sprechen.

Auch die natürlichen Rhythmen werden aufgehoben. Mittels Züchtung, Konservierung und Globalisierung hat sich die Nahrungsmittelindustrie von den natürlichen Jahreszeiten des Säens, Pflanzens, Wachsens und Erntens gelöst. Die Nonstop-Gesellschaft bezieht inzwischen ihre Lebensmittel über das ganze Jahr aus der ganzen Welt.

Die Schnelllebigkeit in unserer Nonstop-Gesellschaft vernachlässigt die Biorhythmik unseres Lebens. Sie besteht nämlich aus einem gesunden Verhältnis zwischen Anspannung und Entspannung. Unzureichende Pausen im Verlauf des Arbeitstages verbunden mit einem ständigen Getriebensein erhöhen die Anspannung bzw. den Stress und können so falsche innere Einstellungen zum Essen bzw. Essverhalten auslösen. Hektisches und schnelles Essen lassen Magen- und Darmgeschwüre entstehen. Häufiges Frustessen führt zu Übergewicht und zu Stoffwechselerkrankungen (Diabetes mellitus, Gicht).

Das Essen muss resozialisiert werden. Die Wiedereinführung von Küchen, in denen das Essen frisch zubereitet wird, in sozialen Einrichtungen und in Arbeitsstätten, wäre wünschenswert. Essenszeiten müssen immanenter Bestandteil im Schul-, Studien- und Arbeitstag sein.

In den Familien sollten die Mahlzeiten möglichst gemeinsam eingenommen werden und eine angemessene Kommunikation kann helfen, Probleme von Familienmitgliedern zu erkennen und zu lösen.

## 3.6 Stressoren

Der Verursacher von Stress wird Stressor genannt. Es gibt eine Vielzahl von Stressoren, die in Abhängigkeit ihrer Intensität Stressreaktionen hervorrufen. Stressoren können aus dem sozialen, psychischen oder physischen Bereich stammen. Aus dem folgenden Schema können Sie Beispiele für verschiedene Stressoren entnehmen.

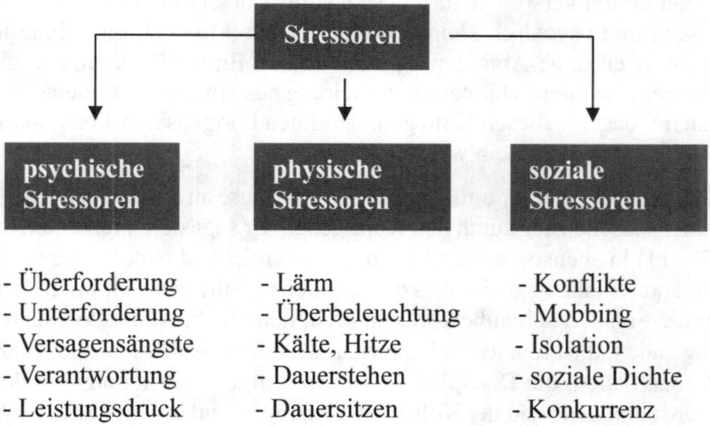


***Abb. 6.*** *Stressoren*

Stellen sie sich folgende Situation vor. Ein Lehrer verlässt früh das Haus, steigt in sein Auto und möchte zur Schule fahren. Kaum ist er losgefahren, gerät er in einen Verkehrsstau. Es geht nur langsam voran. Er schimpft laut vor sich hin, zündet eine Zigarette zur „Entspannung" an und wird unruhig. Die Zeit wird immer knapper und mit großer Wahrscheinlichkeit wird der Lehrer zu spät zu seinem Unterricht kommen. Nachdem das Auto so einigermaßen eingeparkt wurde, schleicht sich der Lehrer schnell über den Schulhof zu seinem Arbeitszimmer und zieht sich um. Hier findet er bereits einen Zettel vor mit der Aufforderung, um 13.00 Uhr zur Schulleitung zu einem Gespräch zu erscheinen. Kurz danach geht er in die Klasse und beginnt seinen Unterrichtstag. Die Disziplin in den Klassen ist unmöglich, keiner hat „Bock auf Unterricht" und irgendwie war die Unterrichtsvorbereitung für den heutigen Tag sinnlos. Hinzu kommt die ganztägige Pausenaufsicht vor der Schule, denn dort stehen inzwischen die „Raucher", seitdem die Schule als raucherfreie Schule deklariert wurde. Ein Schüler steht auf dem Bürgersteig, der zum Schulgelände noch zählt und raucht. Der Lehrer spricht ihn an und sagt: „Hier dürfen Sie nicht rauchen, gehen Sie bitte auf die andere Straßenseite oder machen Sie ihre Zigarette aus!" Der Auszubildende sagt daraufhin: „Ich bin doch kein Befehlsempfänger und außerdem kann ich rauchen, wo ich will!" Nun ist der Blutdruck angestiegen und der Lehrer versucht sich zu beherrschen, damit er nicht ausrastet. Denn in einem solchen Fall, bekommt in der Regel der Auszubildende Recht zu gesprochen. Inzwischen ist es 13.00 Uhr und der Lehrer sitzt, wie ein begossener Pudel im Zimmer der Schulleitung und sieht sich der gesamten Schulleitung gegenüber. Die Schulleiterin setzt eine strenge Mine auf, schaut über ihren oberen Brillenrand und holt ihren Zettel heraus, auf dem das gesammelte Fehlverhalten des Lehrers von einem viertel Jahr aufgelistet steht. Es liegt ein klarer Fall von Mobbing vor! Nun wird Punkt für Punkt der Zettel abgearbeitet und der Lehrer verspricht, dass er sich künftig bessern wird und verlässt mit gesenktem Kopf und psychisch klein gemacht das Direktorenzimmer. Innerlich ist er noch froh, dass er keine Abmahnung erhalten hat. Einige Kolleginnen, die mitbekommen haben, dass der Lehrer zur Schulleitung bestellt wurde, freuen sich und hoffen insgeheim, dass sie diesen Kollegen, der ihnen übrigens haushoch überlegen ist, bald als Konkurrenten los sein werden.

Gerade so kommt der Lehrer unfallfrei wieder zu Hause an und lässt sich den erlebten Tag bei einer Flasche Bier durch den Kopf gehen. Er sagt sich: „Ich unterrichte viele Fächer (7 – 11) in ebenso vielen Klassen, soll ausreichend Noten geben, ständig die Fehlzeiten und Krankentage der Auszubildenden registrieren, soll mich ständig weiterbilden, die Schule nach außen präsentieren, neue nicht sinnvolle Unterrichtsmethoden anwenden, differenzierten Unterricht geben, als Animateur die Auszubildenden bei Laune halten, die Disziplinlosigkeit beseitigen, Vertretungsstunden halten, die Missgunst und den Neid der Kolleginnen ertragen und was noch alles? Wie lange halte ich diese Überforderung, ohne gesundheitlichen Schaden zu nehmen, noch aus?“ Selbst im Schlaf quälen ihn noch die Tagesereignisse und das Familienleben nimmt Anteil an dem sich verschärfenden Mobbing am Arbeitsplatz des Lehrers.

Die Vielfalt der täglichen Stressoren, die aus der äußeren und inneren Umwelt stammen, führen dazu, dass viele Menschen nicht mehr entspannen können und sogar nachts grübeln sie noch über ihre Probleme.

Nicht bei jedem Menschen lösen Stressoren negativen Stress aus. Dies hängt von den erlernten Bewältigungsstrategien, von persönlichen Erfahrungen und von der Konstitution des Menschen ab.

## 3.7 Stressreaktionen

An der Stressreaktion sind beteiligt:

- Kognitionen,
- Emotionen,
- Vegetatives Nervensystem - Hormonsystem,
- Muskelsystem,
- Verhalten.

### 3.7.1 Kognitionen

Kognitionen beinhalten z. B. Prozesse des Denkens und der Wahrnehmung. In Stress-Situationen kommt es zur Einengung der Wahrnehmung auf diejenigen Reize, die für die Stress-Situation wesentlich sind.

Kognitive Reaktionen bei chronischem Stress (Disstress) sind u. a. Abnahme:

- der Kreativität,
- der Konzentration,
- der Aufmerksamkeit,
- des Denkens (Denkblockaden),
- der Kritikfähigkeit,
- des Gedächtnisses (Kurzzeit- u. Langzeitgedächtnis),
- der Reaktionsgeschwindigkeit.

Disstress setzt das kognitive Leistungs- und Handlungsniveau deutlich herab. Als Folge der eingeschränkten Kognitionen wächst das Risiko, Fehler zu machen!

Ständiges Grübeln über Konfliktsituationen führt zu kognitiven Einbußen und führt zu psychosomatischen Erkrankungen!

### 3.7.2 Emotionen

Emotionelle Reaktionen in Stress-Situationen sind z. B. Wut, Gereiztheit, Nervosität, Ärger, Angst, Panik, Schreck und Verunsicherung.

Chronischer Stress führt zu Emotionen wie:

- generalisierte Aggressionsbereitschaft,
- Angst (Leistungsangst, soziale Angst),

- Unsicherheit, Unzufriedenheit,
- Unausgeglichenheit,
- Gefühlsschwankungen,
- Depressionen,
- Teilnahmslosigkeit,
- Hypochondrie.

Die Palette von Emotionen unter chronischem Stress reicht somit von Aggressionen bis hin zum inneren Rückzug.

### 3.7.3 Vegetatives Nervensystem – Hormonsystem

Zum vegetativen Nervensystem (VNS) gehören Sympathikus, Parasympathikus und Ganglien (Nervenzellansammlungen), die in der Muskelschicht von Hohlorganen liegen. Das VNS reguliert die Tätigkeit der inneren Organe, der Drüsen, der Blutgefäße und der glatten Muskulatur. Zu den vegetativen Funktionen, die an die Tätigkeit der inneren Organe gebunden sind, gehören Kreislauf, Atmung, Verdauung, Stoffwechsel, Ausscheidung, Wärme- und Energiehaushalt und Fortpflanzung. Das VNS steht baulich und funktionell in enger Beziehung zum zentralen Nervensystem und zum Hormonsystem.

Der Sympathikus dient zur Energieentfaltung im menschlichen Organismus und damit beschleunigt er den Ablauf von Lebensprozessen. Diese ergotrope Wirkung dient zur Anpassung an Stress-Situationen.

Der Parasympathikus wirkt hemmend auf die Energieentfaltung und den Stoffverbrauch. Er sorgt für die Aufnahme und Speicherung von Nährstoffen und somit wirkt er trophotrop (energieerhaltend).

Das Hormonsystem besteht vor allem aus endokrinen Drüsen. Zu diesen reinen Hormondrüsen zählen Hirnanhangsdrüse, Zirbeldrüse, Schilddrüse, Nebenschilddrüse und Nebennieren. In den genannten Drüsen befinden sich epithelähnliche Zellen, die vom Bindegewebe begrenzt und von Kapillaren durchzogen werden. Die epithelähnlichen Zellen bilden Hormone, die von den Kapillaren aufgenommen werden. Hormone haben u. a. Einfluss auf Stoffwechsel, Wachstum, Reifung, Fortpflanzung und Leitfähigkeit von Zellmembranen. Das Hormonsystem steht in funktioneller Beziehung zum VNS.

Das vegetativ-hormonelle System ist bedeutsam beim biologischen Regelsystem der Stressreaktion.

Der Hypothalamus ist ein Bestandteil des Zwischenhirns, das zum zentralen Nervensystem gehört. Er beeinflusst das Hormonsystem einerseits über die Hirnanhangsdrüse (Hypophyse) und andererseits über den Sympathikus. Somit sind zwei Regelkreise zu beschreiben, die bei der biologischen Stressreaktion besondere Aufmerksamkeit verdienen.

### Der Hypothalamus – Hypophysen – Nebennierenrinden – Regelkreis

Die hormonelle Stressreaktion beginnt mit der Produktion von so genannten Stimulationsfaktoren (Releasing factors) im Hypothalamus, die dann zum Hypophysenvorderlappen (Adenohypophyse) transportiert werden. Hier stimulieren sie epithelähnliche Zellen zur Hormonproduktion. Neben anderen wird im Hypophysenvorderlappen das ACTH gebildet und ausgeschüttet. Über den Blutweg erreicht es die Nebennierenrinde und aktiviert diese. Unter dem Einfluss von ACTH bildet sie Glucocorticoide (z. B. Cortisol).

Zu den Wirkungen von Glucocorticoiden unter Stressoreneinfluss gehören:

- Förderung der Zuckerneubildung aus Aminosäuren in der Leber,
- Entspeicherung der Zuckerdepots in der Leber,
- Freisetzung von freien Fettsäuren durch Fettabbau,
- Einschränkung allergischer Reaktionen,
- Einschränkung der Immunreaktion,
- Steigerung der Wahrnehmungsfähigkeit.

Unter Stresseinfluss wird in der Nebennierenrinde vermehrt das Hormon Aldosteron gebildet. Es ist ein Mineralkortikoid, das zu einer vermehrten Natrium- und Wasserrückresorption aus der Niere in den Blutkreislauf führt. Damit steigt der Blutdruck an. Gleichzeitig werden über die Niere Kalium- und Wasserstoffionen ausgeschieden.

Stressoren lösen über die Nebennierenrindenhormone (Glucocorticoide, Mineralcorticoide) eine Energiebereitstellung (Glukose, Fettsäuren) und Blutdruckerhöhung aus. Damit kann sich der menschliche Organismus vorübergehend an Stress-Situationen anpassen.

### Der Hypothalamus – Nebennierenmark – Regelkreis

Im Nebennierenmark (NNM) werden die Hormone Adrenalin und Noradrenalin synthetisiert. Diese Hormone sind ihrer chemischen Struktur nach Katecholamine. Das Nebennierenmark hat sich aus der Sympathikusanlage entwickelt und somit entsprechen die Hormone denen des Sympathikus.

Unter Stressoreneinfluss aktiviert der Hypothalamus den Sympathikus und über diesen das Nebennierenmark, das vermehrt Adrenalin und Noradrenalin freisetzt.

Adrenalin führt zur Gefäßkontraktion u. a. in der Haut und im Eingeweidebereich, erhöht das Schlagvolumen des Herzens und den Blutdruck, steigert die Atemtiefe, erweitert die Pupillen und fördert die Aufmerksamkeit. Weiterhin kommt es zum Anstieg des Blutzuckerspiegels durch Abbau von Glykogen in Leber und Muskulatur. Glykogen ist die Speicherform von Glukose. Zudem wirkt Adrenalin hemmend auf die Magen-Darm-Peristaltik.

Noradrenalin führt zu einer allgemeinen Gefäßverengung und damit zum Blutdruckanstieg.

Beide Hormone stimulieren den Fettabbau (Lipolyse) im Fettgewebe. Sie hemmen die Insulinsekretion, sodass es zum Anstieg des Blutzuckerspiegels kommt. Adrenalin und Noradrenalin ermöglichen mit ihren physioloischen Wirkungen eine optimal angepasste Reaktion des menschlichen Organismus an Stress-Situationen.

Das biologische Regelsystem der Stressreaktion läuft immer gleich ab. Psychische Vermittlungsprozesse bei der Stress-Signalisierung werden bei der biologischen Stressgenese vernachlässigt.

Vegetative Reaktionen in Stress-Situationen sind u. a.:

- trockener Mund,
- Räusperzwang, Kloß im Hals,
- erhöhte Schweißsekretion,
- Enge hinter der Brust,
- Herzklopfen, Herzstiche,
- Kurzatmigkeit,
- Übelkeit, Erbrechen,
- hervortretende Adern,
- Erröten.

Chronischer Stress führt zu psychosomatischen Beschwerden wie z. B.:

- Herzrhythmusstörungen,
- hoher Blutdruck,
- Anstieg des Herzinfarktrisikos,
- Atembeschwerden,
- Magen-Darm-Geschwüre,
- chronische Müdigkeit, Schlafstörungen,
- Zyklusstörungen, verminderte Samenbildung,

- sexuelle Funktionsstörungen,
- Schwindelanfälle, Kopfschmerzen,
- verminderte Abwehr…

### 3.7.4 Muskel-Skelettsystem

Beschwerden der Wirbelsäule sind weit verbreitet. Etwa die Hälfte der Bevölkerung ist von Wirbelsäulenleiden betroffen, die sich als Rücken-, Schulter- und Nackenschmerzen bemerkbar machen. Die Wirbelsäule und die an ihr befestigten Muskeln können auch durch Stress beeinflusst werden.

Psychische Anspannung geht auch mit einer Anspannung der Skelettmuskulatur einher. So ist z. B. die Nackenmuskulatur ein wichtiger Indikator für Stress. Schmerzen in dieser Muskulatur sind immer ein Zeichen dafür, dass die betroffene Person Stress ausgesetzt ist oder war. Die Nackenmuskulatur wird deshalb auch als Stressmuskeln bezeichnet. Durch ständige Anspannung der Muskulatur werden die Gefäße komprimiert und es kommt zur Übersäuerung der Muskulatur, die sich in Muskelschmerzen äußert.

Auch ein Hexenschuss (Lumbago) kann durch emotionellen Stress entstehen. Hexenschuss erzeugt wiederum Stress.

Auf welche Weise erzeugt die Wirbelsäule Stress? Zuerst sind die Schmerzen zu nennen, welche bei Leiden der Wirbelsäule entstehen. Diese Schmerzen stressen. Sie veranlassen, dass vermehrt Adrenalin aus der Nebennierenrinde in das Blut ausgeschüttet wird. Es kommt zur weiteren Verstärkung der Schmerzen. Gleichzeitig verlaufen die Stoffwechselprozesse verändert ab, wodurch die Knochen der Wirbel und die Bandscheiben umstrukturiert werden können.

Weiterhin vermögen verspannte Muskeln, z. B. der Wirbelsäule, die Hirnrinde negativ zu beeinflussen.

Wie kann das erklärt werden? Die Skelettmuskeln besitzen Propriorezeptoren. Sie haben die Aufgabe, die Stellung des Körpers im Raum zu signalisieren und sie erhöhen den Tonus der Gehirnrinde. Vielleicht haben sie schon festgestellt, dass man besser lernt, wenn man hin und her geht? Sie haben durch Tonisierung ihrer Hirnrinde den Lernprozess stimuliert.

Diese Prozesse funktionieren nur dann störungsfrei, wenn die an der Wirbelsäule ansetzenden Muskeln sich in einem ausgeglichenen Spannungszustand befinden. Geringe Verschiebung nur eines Wirbels oder einer Bandscheibe führt dazu, dass einige Muskeln stark überspannt und andere übermäßig entspannt werden. Infolgedessen sind die Impulsmuster der Propriorezeptoren zum Gehirn verändert. Anstelle der gleichmäßigen Tonisierung der Hirnrinde entsteht ein Ungleichgewicht mit Fehlregulationen, die die geistige Leistung einschränken und die psychische Spannungen durch Stimulation der Stresshormone in der Nebennierenrinde erhöhen.

Die durch veränderte Impulsmuster modifizierte Tonisierung des Gehirns kann sich auch in den inneren Organen reflektieren. So können infolge von Wirbelsäulenveränderungen Herzattacken, Durchfälle, Magen- und Darmentzündungen sowie endokrine Störungen auftreten.

Bei Menschen, die schon von Disstress befallen sind, verstärken sich diese Prozesse und es kann sich eine „Teufelsspirale" entwickeln, die das kombinierte Stress-Wirbelsäulen-Leiden kontinuierlich verstärkt.

Muskuläre Reaktionen unter Stress sind z. B.:

- starre Gesichtsmuskulatur,
- Fingertrommeln,
- Faustballen,
- Wippen mit dem Fuß,
- Stottern,
- nervöse Gestik.

Unter chronischem Stress treten u. a. die folgenden muskulären Reaktionen auf:

- Spannungskopfschmerzen,
- Rückenschmerzen,
- Entspannungsunfähigkeit,
- Krampfneigung.

### 3.7.5 Verhalten

Welche Verhaltensweisen zeigen Menschen, die Stress-Situationen ausgesetzt sind?

Diesbezüglich gibt es verschiedene Möglichkeiten. Das bestehende Problem wird erkannt und aktiv gelöst. Das setzt voraus, dass Problembewältigungsmechanismen vorhanden sind und erfolgreich eingesetzt werden. Kann das Problem nicht bewältigt werden, dann muss es eben toleriert werden. Ist dies nicht mehr möglich, so bleibt nur noch das passive Ertragen des Problems. Der Mensch resigniert, zieht sich zurück und wird hilflos.

Welche möglichen Verhaltensweisen zeigen Menschen bei chronischem Stress?

- gegenüber seinen Mitmenschen ist man gereizt, aggressiv,
- sozialer Rückzug mit Ausprägung einer allgemeinen Passivität und Hilflosigkeit,
- Verlust von Begeisterungsfähigkeit und Interessen,
- Desinteresse an aktuellen Informationen,
- verminderter Antrieb,
- Entwicklung eines negativen Selbstbildes verbunden mit Traurigkeit und dem Auftreten von Depressionen,
- Störung des Schlafverhaltens (Einschlaf- oder Durchschlafstörungen),
- Suchtverhalten nimmt zu (Konsum von Alkohol, Koffein, Nikotin, Süßigkeiten…),
- Krankschreibungen häufen sich („Flucht in die Krankheit"),
- Andere werden für die eigene Situation verantwortlich gemacht…

Das soziale Verhalten unter chronischem Stress reicht von Aggressionen über die Passivität bis hin zur Depression mit Suizidgefahr.

Entscheidend für das Auftreten von chronischem Stress sind z. B. in der Arbeitswelt auftretende hohe psychische Arbeitsanforderungen bei gleichzeitig bestehendem geringem Entscheidungsspielraum!

Chronischer Stress tritt nicht erst im Erwachsenenalter auf. Schon Kinder und Jugendliche erleben psychosoziale Belastungen, die sich in psychosomatischen Beschwerden (Vgl. Kapitel 1) äußern, die von Emotionen begleitet werden. Sie sind die Folge von nicht bewältigten Belastungen.

# Zusammenfassung

➤ *Stress entsteht auf der Grundlage der* ***Person-Umwelt-Beziehung****. Als Stressor wird der stressauslösende Stimulus bezeichnet.*

➤ *Der positive Stress wird* ***Eustress*** *genannt, den der Mensch benötigt, um zu leben und zu arbeiten.*
*Er besteht gewöhnlich kurzzeitig. Nach der Stressreaktion tritt in der Regel eine Entspannung ein.*
*Eustress ist trainierbar. Er führt zur Selbst- und Stressbeherrschung und geht mit Willenskraft, Optimismus, Motivation, Aktivität und einer erhöhten Leistungsfähigkeit einher.*

➤ *Länger anhaltender Stress und fehlende Entspannung schädigen den menschlichen Organismus.*
*Dieser* ***negative Stress (Disstress)*** *ist verbunden mit der Einschränkung des Denkvermögens, der Entstehung von Gedächtnislücken, einer ungenügenden Belastbarkeit, einer erhöhten Müdigkeit und mit einer Schwächung der Abwehr.*

➤ *Wird der* ***Mensch als physio-psycho-soziales Wesen*** *aufgefasst, so kann sich Stress in drei Komponenten äußern: in der Veränderung physiologischer Parameter, in psychischen Reaktionen und im sozialen Verhalten.*

➤ *Stresskonzepte wurden auf jeder Ebene des* ***dreifaktoriellen Stressgeschehens*** *entwickelt. Die Betrachtungsschwerpunkte zeigen unterschiedliche Akzentuierungen, je nach dem, ob biologische, psychische oder soziale Prozesse betont werden sollten.*

➤ *Stressoren setzen nach Selye einen stereotypen Mechanismus (Allgemeines Anpassungssyndrom) in Gang, der zur Ausschüttung von „****Stresshormonen****“ aus den beiden Nebennieren führt. Sie aktivieren u. a. das Herz-Kreislaufsystem und die Energieproduktion, damit sich der Organismus an die erhöhten Anforderungen anpassen kann.*

- ***Schulstress** ist eine Kombination von Unter- und Überforderungsfolgen.*

- *Stressoren unterliegen nach Lazarus einer **subjektiven Wahrnehmung** und Bewertung, somit kognitiven Vermittlungsprozessen. Sie bilden die entscheidende Grundlage für die Stressentstehung. Objektiv gleiche Stressoren können zu interindividuell unterschiedlichen Bedeutungszuschreibungen führen. Die dann erlebte Stressreaktion ist unterschiedlich, da die individuelle Bewertung den Grad der erlebten Emotion auslöst.*

- *Die **individuelle Stressreaktion** hängt nicht nur von der persönlichen Bewertung der auslösenden Stressoren ab, sondern wird in Wirklichkeit sozial vermittelt. Nicht die individuellen Persönlichkeitsmerkmale sind entscheidend für die Auslösung der Stressreaktion im sozialpsychologischen Sinn, sondern die psychisch erlebte Stellung in einem Sozialkontext auf den Stressoren wirken (Levi, Nitsch).*

- ***Emotionen** im Stressgeschehen können als Vermittler zwischen kognitiven, vegetativen und hormonellen Reaktionen aufgefasst werden. Emotionen werden durch die Persönlichkeitsstruktur bestimmt und sind als subjektive Reaktionsweisen des Menschen auf Reize aus dem äußeren und inneren Milieu aufzufassen. Die Reaktionsweisen sind psychisch mit dem Erleben und physiologisch mit Veränderungen von vegetativ-hormonellen Funktionen verbunden. Psychische Prozesse, so auch emotionale Zustände, sind dass Ergebnis der integrierten Arbeitsweise kortikaler und subkortikaler Hirnstrukturen.*

- *Voraussetzung für das Entstehen von Stressreaktionen ist das Vorhandensein von **Stressoren**, die sowohl auf das biologische Regelsystem, auf die kognitiven Prozesse als auch auf den Menschen einwirken, der sich in einem bestimmten sozialen Kontext befindet.*

- *Disharmonien zwischen **Anspannung (Stress) und Entspannung** führen u. a. zu Schlafstörungen und sie sind Mitverursacher für ein mögliches Suchtverhalten.*

- ***Disstress** kann falsche Einstellungen zum Essen auslösen. Übergewicht, Untergewicht, Stoffwechselerkrankungen und psychosomatische Beschwerden sind die Folge.*

- *An der **Stressreaktion** sind vor allem Kognitionen, Emotionen, das vegetative Nervensystem, das Hormonsystem, das Muskelsystem und das Verhalten beteiligt.*

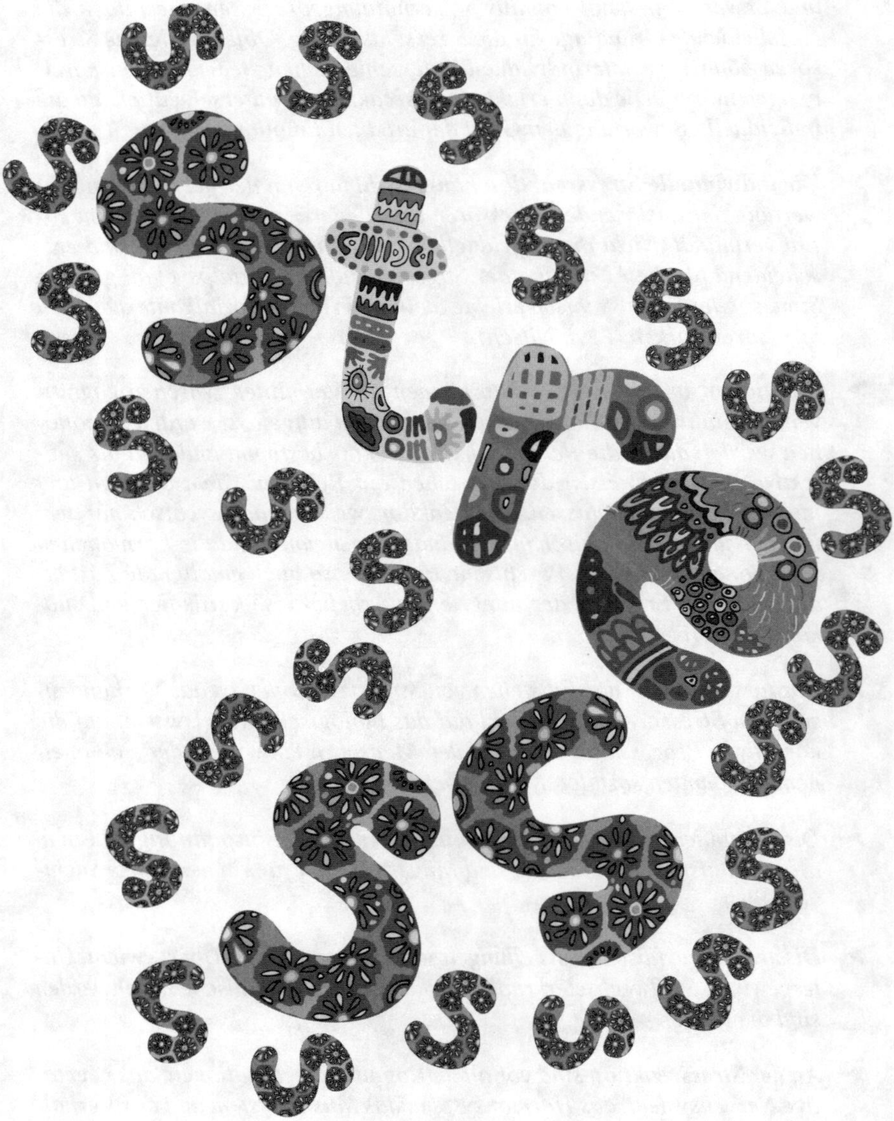
Stress

# 4 Kann Stress krank machen?

## 4.1 Stress-Syndrome

Krankheit entsteht, wenn der regulatorische Apparat des menschlichen Organismus nicht in der Lage ist, das Gleichgewicht zwischen gesundheitsfördernden (Sanogenese) und krankheitsfördernden (Pathogenese) Prozessen aufrechtzuerhalten.

Häufige Ursachen für die Störung des Gleichgewichts zwischen Sanogenese und Pathogenese sind permanent anhaltender Stress und die fehlende Entspannungsfähigkeit. Nachfolgend werden drei psychobiologische Syndrome beschrieben, die stressinduziert sind.

### 4.1.1 Multiples Somatoformes Syndrom

Hierbei handelt es sich um körperliche Beschwerden, für die es keine organische Erklärung gibt, die aber nichts anderes darstellen als die Reflexion von psycho-emotionalen (bewusst oder unbewusst wahrnehmbaren) Störungen in körperlichen Vorgängen, d.h., geistig-emotionale Prozesse, wie z. B. Konflikte, Überforderungen, unterdrückte Emotionen, Ängste, Enttäuschungen, Wehrlosigkeit, Hilflosigkeit werden körperlich ausgetragen.

Es besteht ein starker körperlicher Leidensdruck bei psychisch bedingten Leiden, die häufig mit emotionalem Stress und psychischer Labilität assoziiert sind.

Die Prävalenz der Patienten mit Somatoformen Störungen soll im ambulanten Bereich 25-40% betragen. Die Anzahl der Patienten mit diesem Leiden soll um den Faktor 2,5 bis 3,9 höher sein als Patienten mit organisch nachweisbaren, gleichartigen Beschwerden (Rudolf und Hennigsen, 1998; Kirmayer und Robbins, 1991). Unter Prävalenz versteht man die Anzahl der Erkrankungsfälle einer bestimmten Erkrankung.

### 4.1.2 Chronisches Erschöpfungssyndrom (Chronic Fatigue Syndrom, CFS)

Als Hauptsymptome werden spontan auftretende Erschöpfung, die auf keine konkrete Ursache zurückgeführt werden kann und sich durch Bettruhe nicht beseitigen lässt, sowie die Verringerung des Leistungsniveaus und der Tagesaktivität um 50% des gewohnten Levels für die Dauer von mindestens 6 Monaten (Holmes, 1988) verstanden.

Damit einhergehend werden Schlafstörungen, Motivationsarmut, Kopf-, Glieder- und Gelenkschmerzen, geringer Temperaturanstieg u. a. beobachtet. Von manchen wird diese Symptomatik mit der Elektrosmogwirkung in Verbindung gebracht, von anderen werden Viren und von wieder anderen Stress als Verursacher angesehen.

### 4.1.3 Burnout-Stress-Syndrom

Bei diesem Syndrom bestehen die allergrößten Unklarheiten und Widersprüche. Bereits die Begriffsbestimmung gibt Anlass zu konträren Diskussionen. Es wird im deutschen Sprachgebiet darüber diskutiert, ob es nicht besser ist, „durchgebrannt" anstatt „ausgebrannt" zu verwenden.

Das Burnout-Syndrom stellt eine kontinuierlich oder phasenhaft verlaufende Erschöpfung dar, welche mit Depersonalisation und Leistungsunzufriedenheit und nicht nachweisbaren körperlichen Beschwerden einhergeht.

Bezüglich einer Definition des Begriffs „Burnout-Stress-Syndrom" als Krankheit herrscht gegenwärtig Konfusion. Es besteht teilweise die Auffassung, „dass eine Definition am besten anhand konkreter Fälle zu geben sei" (Burisch, 1994).

Von Paine (1982) wird der Vorschlag unterbreitet, bei der Beschreibung des Burnout-Stress-Syndroms fünf Bedeutungen zu unterscheiden:

- Burnout-Stress-Syndrom als emotional-kognitives Symptom-Cluster,
- Burnout als mentale Störung und Endzustand des krankhaften Prozesses,
- Burnout als Vorgang mit regelhaften Phasen,
- Faktoren, die zum Entstehen des Burnout führen,
- Burnout als Folgewirkung auf der Organisationsebene (Burisch, 1994).

Versuchte man zunächst, das Burnout-Stress-Syndrom auf bestimmte Berufsgruppen einzuengen, z. B. Sozialarbeiter, Lehrer, Sozialforscher, Jugendfürsorger, Polizisten, Gefängnispersonal, Stewardessen, Manager und auf Arbeitslose, so ist man heute bereits der Auffassung, dass dieses Syndrom bei allen Bevölkerungsgruppen zu finden ist.

Die Symptome, die beim Burnout-Stress-Syndrom beobachtet worden sind, fasst Burisch (1994) in folgende Komplexe zusammen.

Warnsymptome der Anfangsphase

- vermehrtes Engagement für Ziele;
- Erschöpfung.

Spätere Symptomatik

- reduziertes Engagement, chronische Erschöpfung und Müdigkeit;
- emotionale Reaktionen, Schuldzuweisungen, Depressionen, Aggression, sozialer Rückzug;
- Abbau der kognitiven Leistungsfähigkeit, der Motivation, der Kreativität, Entdifferenzierung;
- Verflachung des geistigen, emotionalen und sozialen Lebens;
- psychosomatische Reaktionen;
- Verzweiflung.

Die Diagnostik wird in erster Linie mit dem Maslach Burnout Inventory (MBI) betrieben (Maslach und Jackson, 1981).

Die für das Burnout-Syndrom angeführte Symptomatik findet man in ähnlicher Weise, lediglich mit anderer Akzentuierung, auch beim CSF und bei den Somatoformen Störungen.

Die aufgeführten Stress-Syndrome werden psychotherapeutisch behandelt.

## 4.2 Organkrankheiten mit psychosozialer Komponente

### 4.2.1 Koronare Herzerkrankung

Die koronare Herzerkrankung (KHK) zeichnet sich durch eine Minderdurchblutung des Herzens aus. Verursacht wird diese durch arteriosklerotisch bedingte Verengungen der Koronargefäße. Die koronare Herzerkrankung umfasst Stadien ohne Symptome, Zustände mit vorübergehender Verengung eines oder mehrerer Gefäße mit den Symptomen der Angina pectoris, sowie den Verschluss eines oder mehrerer Koronargefäße mit nachfolgender Gewebsschädigung (Myokardinfarkt).

Leitsymptom der relativen Störung der Herzdurchblutung ist die Angina pectoris. Die Schmerzen werden als Engegefühl hinter dem Sternum, oft mit Ausstrahlung in den Hals, Kieferwinkel, linken Arm, Rücken oder Epigastrium beschrieben. Wichtig für die Diagnose ist die Auslösung der Symptomatik durch vermehrte körperliche oder psychische Belastung, durch Kälte und das Fehlen der Schmerzen in Ruhe.

Beim Myokardinfarkt gibt der Patient Engegefühl hinter dem Sternum, Dyspnoe, Todesangst oder Vernichtungsschmerz an. Hinzu kommt eine Schocksymptomatik mit Blässe, Pulserhöhung, Blutdrucksenkung und kaltem Schweiß. Weitere Symptome sind Übelkeit, Brechreiz und Bewusstseinstrübung. Es liegt ein dramatisches und lebensbedrohliches Krankheitsbild vor.

Bedeutsam für die Pathogenese der koronaren Herzerkrankung sind biologische, soziale und psychische Risikofaktoren, die sich einander bedingen und kumulieren. Zu den biologischen Risikofaktoren gehören:

- arterielle Hypertonie;
- Hypercholesterinämie;
- Rauchen;
- Adipositas;
- diabetische Stoffwechsellage.

Soziale Risikofaktoren sind u. a.:

- Berufswechsel und Anpassungsprobleme;
- hoher Arbeitsdruck, geringer Entscheidungsspielraum;
- Mangel an kollegialer Unterstützung;
- unsicherer Arbeitsplatz, Arbeitslosigkeit;
- schwelende private und dienstliche Konflikte;
- unzureichende soziale Integration;

- schlechte Wohnsituation;
- Armut;
- traumatisierende Erlebnisse im Kindes- bzw. Jugendalter;
- Suchtneigung.

***Psychische Risikofaktoren***

Menschen, die das Typ-A-Verhaltensmuster im Alltag aufweisen, unterlaufen der Gefahr, eine koronare Herzkrankheit zu entwickeln. Dieses Typ-A-Verhalten zeichnet sich aus durch:

- Erfolgs- und Leistungsdruck;
- hochgestellte Ziele;
- rücksichtsloses Konkurrenzverhalten;
- vermehrte Aggressivität;
- starke motorische Bedürfnisse.

Diese gestressten Menschen stehen ständig unter Zeitdruck, sind ungeduldig und hektisch. Sie reagieren auf Belastungen mit Hyperaktivität und Überkompensation. Die Stressbelastung wirkt auf Dauer kardiotoxisch! Die psychischen Risikofaktoren sind von den sozialen natürlich kaum abzugrenzen.

Die Behandlung eines Myokardinfarkts beginnt auf der Intensivstation. Nach der stationären Behandlung folgt ein Anschlussheilverfahren in einem Rehabilitationszentrum. Psycho- und Verhaltenstherapie, Ernährungsempfehlungen und Stresstraining sind Bestandteile des Heilverfahrens.

Im Anschluss sollte der Patient an einer ambulanten Gruppe für Bewegungstherapie unter kardiologischer Aufsicht teilnehmen.

Was soll mit der aktiven Rehabilitation erreicht werden? Wichtig ist die Reduzierung der Risikofaktoren durch nachhaltige Beeinflussung des Lebensstils. Allmählich soll die physische Belastbarkeit erhöht werden, sodass eine Wiedereingliederung in das Berufsleben ermöglicht wird. Es wird Grundwissen über die koronare Herzerkrankung vermittelt und die Eigenverantwortung gestärkt. Letztlich soll die physische und psychische Einheit wieder hergestellt werden.

### 4.2.2 Primäre Hypertonie (essenzielle Hypertonie)

Eine Hypertonie liegt vor, wenn bei mehrfachen Blutdruckmessungen die Werte 140 mmHg systolisch und 90 mmHg diastolisch übersteigen. Von einer essenziellen Hypertonie spricht man, wenn keine Grundkrankheit vorliegt. Die essenzielle Hypertonie macht etwa 95 % aller Hypertonieformen aus und setzt den Ausschluss sekundärer Hypertonieformen voraus. Diese entstehen infolge einer bestehenden Grundkrankheit. Sie können z.B. renal, endokrin, kardiovaskulär oder neurogen bedingt sein.

Bei der essenziellen Hypertonie treten lange Zeit keine Symptome auf. Sie wird ggf. zufällig bei einer Untersuchung festgestellt. Da die arterielle Hypertonie schon längere Zeit, oft bereits mehrere Jahre besteht, ist die Auslösesituation nur schwer rekonstruierbar. Sie beginnt häufig dann, wenn die betroffene Person in einer chronischen Erwartungsspannung lebt. Auslösende Situationen sind z. B. länger anhaltende Angst, Zeitnot und wachsende Anspannung. Nicht nur psychosozialer Stress spielt eine Rolle bei der Entstehung der essenziellen Hypertonie sondern auch genetische Faktoren, Ernährungsgewohnheiten und Übergewicht.

Psychodynamisch gesehen werden Ärger und Feindseligkeit unterdrückt und in eine erhöhte vegetative Gefäßspannung umgesetzt. Das ist der zentrale Mechanismus, der letztlich zur arteriellen Hypertonie führt.

Die Therapie der essenziellen Hypertonie erfolgt medikamentös. Zur Verfügung stehen u. a. Saluretika, Betarezeptorenblocker, Calcium-Antagonisten und ACE-Hemmer. Neben dieser antihypertensiven Medikation sollte die betroffene Person auch psychotherapeutisch behandelt bzw. begleitet werden. Zum Abbau der unterdrückten Anspannung sind Entspannungsverfahren, wie zum Beispiel das Autogene Training, geeignet. Zur psychophysischen Stabilisierung tragen weiterhin Ausdauertraining, Reduktion von Übergewicht, Meidung von Alkohol und Nikotin sowie kochsalzarme Kost bei.

Bei Einhaltung dieser Therapieempfehlungen kann den Spätfolgen einer essenziellen Hypertonie vorgebeugt werden. Spätfolgen sind z. B. Herzinsuffizienz, Myokardinfarkt, hämorrhagischer bzw. ischämischer Insult und Niereninsuffizienz.

### 4.2.3 Asthma bronchiale

Beim Asthma bronchiale handelt es sich um eine anfallsweise auftretende Atemnot infolge einer Obstruktion des Bronchialsystems. Zu unterscheiden sind das allergische und das nichtallergische Asthma. Das allergische Asthma (Extrinsic-Asthma) wird in ein atopisches und nichtatopisches Asthma unterteilt. Dem atopischen Asthma liegt eine Allergie vom Typ I zu Grunde und es können im Blut IgE-Antikörper nachgewiesen werden. Das nichtatopische Asthma basiert auf eine Allergie vom Typ III und im Blut sind IgG-Antikörper nachweisbar.

Beim nichtallergischen Asthma (endogenes Asthma, Intrinsic-Asthma) liegt keine immunologische Reaktion vor. Es handelt sich hierbei um ein Asthma, das durch unspezifische Reize (Infekte, psychosozialer Stress, Anstrengung, Kälte...) ausgelöst wird. Diese unspezifischen Reize können aber auch beim allergischen Asthma zu einem Asthmaanfall führen.

Allen Formen des Asthma bronchiale ist aus pathomorphologischer Sicht folgendes gemeinsam:

- hyperreaktives Bronchialsystem;
- Spasmus der Bronchialmuskulatur;
- Hyperämie + Ödembildung der Bronchialschleimhaut;
- Bildung eines zähen Schleims (Dyskrinie);
- Kompression der Bronchialwände während der Exspiration.

Ein multifaktorielles Geschehen, bei dem genetische, allergische, immunologische, entzündliche und psychische Faktoren eine individuell verschiedene Bedeutung haben, wird bei der Pathogenese des Asthma bronchiale angenommen. Zu den Symptomen im Anfall gehören u. a. exspiratorische Atemnot, Husten, Auswurf, Zyanose, Giemen, pfeifende Atemgeräusche, Angst und Unruhe. Eine Komplikation des Krankheitsbildes sind Asthmaanfälle ohne Pause, der Status asthmaticus.

Einfluss auf die Ausbildung des Asthma bronchiale haben auch psychosoziale Risikofaktoren. Werden Ängste und Bedürfnisse des Kindes von den Eltern nicht wahrgenommen, dann kann dieses Verhalten der Eltern beim genetisch belasteten Kind zum Ausbruch der Krankheit führen. Ebenso kann eine verstärkte Zuwendung der Eltern bei Infektionen des Kindes, die mit Atemwegsobstruktionen einhergehen, bei diesem eine operante Konditionierung auslösen.

Im Erwachsenenalter besteht bei Ärger und konflikthaften Belastungssituationen dann eine Neigung zu Regression auf solche Verhaltensmuster.

Das Krankheitsbild sollte internistisch, physiotherapeutisch und psychotherapeutisch behandelt werden. Beta-Sympathomimetika, Bronchospasmolytika, Kortikoide und Mukolytika sind Pharmaka, die zur internistischen Basistherapie gehören. Physiotherapeutisch sind Atemübungen sinnvoll. Bestandteil der Psychotherapie sind Entspannungsverfahren (z. B. Autogenes Training) und Methoden, die die aggressive Gehemmtheit dieser Personen positiv beeinflussen.

### 4.2.4 Ulcus ventriculi

Das Ulcus ventriculi ist ein umschriebener Schleimhautdefekt, der die Schleimhautmuskelschicht (Lamina muscularis mucosae) durchbricht und tiefere Wandschichten des Magens erreicht.

Ursächlich kommen mehrere Faktoren in Frage. Alkohol, Nikotin, Reflux von Duodenalsaft, Helicobacter pylori-Infektion, eine bestehende chronisch-atrophische Gastritis, Hemmung der Prostaglandinsynthese, Medikamente (z. B. ASS) und psychosozialer Stress. In der Folge wird das Gleichgewicht zwischen aggressiven und protektiven Faktoren gestört.

Helicobacter pylori kolonisiert die Magenschleimhaut bei etwa 60 % der Erwachsenen. Das Bakterium verursacht eine chronische Gastritis und kann somit an der Entstehung oder Rezidivierung von Magengeschwüren mit beteiligt sein. Nur etwa 20 bis 30 % der Menschen mit Helicobacter-Infektion entwickeln ein Ulkus. Somit kann diese Infektion nicht als alleinige Ursache der Ulkusgenese angesehen werden. Psychosozialer Stress erhöht die Wahrscheinlichkeit der Ulkusentstehung. Stressbelastung, hohe Verantwortung sowie aufgestaute Aggressionen führen zur Schwächung des Immunsystems, es kommt verstärkt zur Infektion mit Helicobacter pylori und das begünstigt die Ulkusentstehung.

Symptome, die mit dem Ulcus ventriculi einhergehen sind:

- epigastrischer Druckschmerz;
- Sofortschmerz nach dem Essen;
- Gewichtsverlust;
- Völlegefühl, Übelkeit, Brechneigung.

Komplikationen, die beim Ulcus ventriculi auftreten können sind:

- Blutungen;
- kaffeesatzartiges Erbrochenes;
- Teerstuhl;
- Perforation, Peritonitis, Penetration, Pylorusstenose;
- maligne Entartung.

Solange keine Komplikationen auftreten, wird das Magengeschwür internistisch behandelt. Zur medikamentösen Behandlung stehen folgende Pharmaka zur Verfügung: $H_2$-Blocker, Antazida, Filmbildner, Anticholinergika, Protonenpumpenhemmer, Prostaglandine und Antibiotika. Die moderne Tripel-Therapie erlaubt eine Sanierung der bakteriellen Infektion in über 90 % der Fälle.

Die Psychotherapie soll dazu verhelfen, dass der Patient seine Spannungen und verdrängten Bedürfnisse besser erkennt und konstruktiver mit ihnen umgehen lernt.

Eine chirurgische Therapie erfolgt bei Komplikationen, konservativer Therapieresistenz und Karzinomverdacht.

## 4.2.5 Ulcus duodeni

Das Ulcus duodeni ist ein chronischer Schleimhautdefekt des Duodenums, der die Lamina muscularis mucosae durchbricht. Psychosozialer Stress bedingt eine erhöhte Magensaftsekretion und damit fördert er die Ulkusgenese. Patienten mit einem Duodenalulkus haben häufig die Blutgruppe 0, was auf eine genetische Mitverursachung hinweist. Zu den Symptomen gehören Nüchternschmerz, Druck- und Völlegefühl, Aufstoßen, Erbrechen, Stuhlunregelmäßigkeiten und Gewichtzunahme oder auch Gewichtsabnahme.

Zu den Komplikationen zählen Perforation, Peritonitis, Penetration, Pylorusstenose und intestinale Blutungen. Die Therapie erfolgt internistisch u. a. durch Gabe von Antazida und Antibiotika bei Helicobacter-pylori-Infektion. Bei Therapieresistenz erfolgt ein operativer Eingriff (z.B. Vagotomie).

Ulkuspersönlichkeiten sollten neben der pharmakologischen Therapie auch psychotherapeutisch versorgt werden. Entspannungsverfahren, Stressbewältigungstraining und Konfliktbewältigung sind wichtige Inhalte der Psychotherapie. Ernährungs- und Bewegungsberatung dienen zur Ausprägung eines gesunden Lebensstils.

## 4.2.6 Colitis ulcerosa

Die Colitis ulcerosa ist eine entzündliche Dickdarmerkrankung, die im Allgemeinen auf die Schleimhaut und Unterschleimhaut beschränkt bleibt, im Rektum beginnt und sich kontinuierlich proximal auf den übrigen Dickdarm ausbreitet.

Zu den Symptomen gehören häufig blutig schleimige Durchfälle, Schmerzen und Tenesmen im mittleren Unterbauch, Kreuzbeinbereich oder Kolonrahmen, Übelkeit, Appetitlosigkeit und Gewichtsverlust. Im akuten Schub treten Fieber oder subfebrile Temperaturen auf.

Komplikationen sind das toxische Megakolon mit Peritonitis und Perforationsgefahr, Darmblutungen, und das kolorektale Karzinom. Erkrankungsgipfel treten etwa im 3. Lebensjahrzehnt und im 6. Dezennium auf. Frauen erkranken etwas häufiger als Männer.

Die eigentliche Ursache ist unbekannt. Man vermutet Autoaggressionsmechanismen (Antikörperbildung gegen die Kolonschleimhaut) sowie psychische Faktoren.

Es besteht ein Zusammenhang zwischen psychosozialen Stressoren und Krankheitsverlauf. Selbstständigkeit und Verantwortung werden von den betroffenen Patienten eher vermieden. Aggressive Äußerungen sind in der Regel gehemmt und werden unterdrückt. Somit erscheinen diese Patienten sozial angepasst, gefällig, konfliktvermeidend und kompromissbereit. Aber gerade die unbewältigten Gefühle der Hilflosigkeit sind für die Auslösung kolitischer Schübe verantwortlich.

Im akuten Stadium steht die internistische Therapie im Vordergrund. Zur Anwendung kommen Salazopyrin, Kortison, Substitution von Eiweiß, Wasser und Elektrolyte. Stützende psychotherapeutische Gespräche verfolgen das Ziel der Stabilisierung der psychischen Verarbeitungsmöglichkeiten.

Eine chirurgische Therapie erfolgt bei einer vorliegenden Perforation, nicht beherrschbaren Kolonblutungen, toxischen Megakolon und Kolonkarzinom.

### 4.2.7 Morbus Crohn (Ileitis terminalis, Enteritis regionalis)

Der Morbus Crohn ist eine chronische Entzündung, die den gesamten Verdauungskanal befallen kann. Bevorzugt von der Entzündung, die alle Wandschichten betrifft, ist das terminale Ileum. Ulzerationen, narbige Schrumpfung und Fistelbildung kennzeichnen das Krankheitsbild.

Symptome sind Schmerzen im rechten Unterbauch bei Befall des terminalen Ileums, Durchfälle (selten blutig), Übelkeit, Appetitlosigkeit, Gewichtsverlust und im akuten Schub treten Fieber oder subfebrile Temperaturen auf. Zu den Komplikationen gehören das Malabsorptionssyndrom, Darmstenosen mit Ileus, Darmperforation, Abszesse, Fistelbildung zur Blase, Vagina und zwischen Dünn- und Dickdarm. Ein kolorektales Karzinom tritt selten auf.

Der Morbus Crohn betrifft Frauen und Männer gleichhäufig. Ein Häufigkeitsgipfel tritt im 3. Lebensjahrzehnt auf. Die Krankheit verläuft chronisch und sie nimmt zu.

Die Ätiologie ist unklar. Es werden immungenetische Faktoren sowie psychosoziale Einflüsse vermutet. Patienten mit Morbus Crohn waren gehäuft frühen Deprivationen und Traumata ausgesetzt. Auch erlebte Trennungsängste sind bedeutsam bei der Crohn-Genese. Im Schub sind Angst und Depressivität erhöht. Je länger die Krankheit andauert, umso mehr nimmt die Stressbelastung zu.

Die Therapie verfolgt einen mehrdimensionalen Ansatz. Es erfolgt eine Zusammenarbeit zwischen Internisten, Chirurgen und Psychotherapeuten. Zur medikamentösen Therapie gehören u. a. die Applikation von Antidiarrhoika, Azathioprin, Sulfasalazin und Kortikosteroiden und die Verordnung einer Diät. Eine Operationsindikation besteht bei Perforation, Ileus, Fisteln und Abszessen. Die Psychotherapie beinhaltet Entspannungsverfahren und eine stützende konfliktzentrierte Gesprächsführung. Das Ziel der Therapie besteht in der Verbesserung der Entspannungsfähigkeit, der

Stabilisierung der Psyche und es soll ein besserer Umgang mit Konflikten erreicht werden.

### 4.2.8 Chronische Polyarthritis (Synonym: rheumatoide Arthritis)

Die chronische Polyarthritis ist eine chronisch entzündliche, progredient verlaufende Erkrankung des Bindegewebes. Sie manifestiert sich klinisch vorwiegend an den kleinen und später auch an den großen Gelenken sowie an serösen Häuten und Eingeweideorganen.

Die chronische Polyarthritis kann als Autoimmunkrankheit aufgefasst werden. Der Organismus bildet Antikörperkomplexe, die durch Komplementfixierung entzündliche Veränderungen der Synovialis hervorrufen. Rheumafaktoren sind echte Autoantikörper, vorwiegend der IgM-Gruppe. Ihre Phagozytose in der Synovialflüssigkeit bewirkt die Freisetzung lysosomaler Enzyme, die zu entzündlicher Gewebszerstörung führen. Diese betrifft Gelenkknorpel, Gelenkknochen, Gelenkkapsel, und periartikuläres Gewebe. Die Zerstörung der Gelenkenden führt zu verunstalteten Subluxationsstellungen. Bewegungsunfähigkeit und Muskelatrophie sind die Folgen.

Die chronische Polyarthritis ist eine Allgemeinkrankheit, die sich zwar vorwiegend, aber nicht nur an den Gelenken manifestiert. So treten in etwa 20 bis 30 % der Fälle subkutan gelegene schmerzhafte Rheumaknötchen auf. Ihr Prädilektionsort liegt in Gelenknähe am Ellenbogen und an der Achillessehne. Weiterhin können sich die serösen Häute (Perikard, Pleura, Peritoneum), das Herz (Myokard), die Lunge (Interstitium) und die Gefäße an den entzündlichen Prozessen beteiligen.

Der klinische Beginn ist langsam und schleichend, oft symmetrisch an kleinen Gelenken, vor allem an den Mittel- und Grundgelenken der Finger. Sie kann aber auch, besonders bei Kindern, akut und mono- oder oligoarthritisch an den großen Gelenken beginnen. Sie ist charakterisiert durch ihre Tendenz zur Progression und Generalisation. Frauen sind häufiger von dieser Krankheit betroffen als Männer (3:1). Am häufigsten tritt sie zwischen dem 20. und 50. Lebensjahr auf.

Prodromalerscheinungen, die dem Erkrankungsbeginn oft Monate vorausgehen, sind:

- Reizbarkeit;
- depressive Verstimmung;
- funktionelle Durchblutungsstörungen;
- Parästhesien;
- Neigung zu Schweißausbrüchen;
- Kälte- und Taubheitsgefühl sowie Schmerzen an den Händen;
- morgendliche Steifigkeit an den Händen.

Der Krankheitsbeginn ist im Allgemeinen schleichend und betrifft die Mittel- und Grundgelenke der Finger. Auftretende Symptome sind Schwellung, Hyperthermie, Steifigkeit, Bewegungs- und Ruheschmerz. Im weiteren Verlauf können nahezu alle Gelenke von der Entzündung betroffen sein, auch die Gelenke der Halswirbelsäule. Weiterhin treten Allgemeinsymptome auf wie Müdigkeit, Schwäche, mangelnder Appetit, Gewichtsabnahme und subfebrile Temperaturen. Im Spätstadium kommt es zur Deformierung und Bewegungseinschränkung der betroffenen Gelenke. Beugekontrakturen und Ankylosen in Knie- und Hüftgelenken bedingen dann die Invalidität.

Psychische Faktoren haben Einfluss auf die Immunitätslage der chronischen Polyarthritis. Zu diesen Faktoren gehören Konflikte im zwischenmenschlichen Bereich und belastende Lebensereignisse. Patienten mit chronischer Polyarthritis leiden unter anhaltenden chronischen Schmerzen und unter depressiver Verstimmung. Die chronische Krankheit kann psychisch unterschiedlich verarbeitet werden. Eine aktive Auseinandersetzung ist der Verleugnung und hilflosen Unterwerfung natürlich überlegen. Bezogen auf den Funktionsstatus der Gelenke haben emotionale Belastungsfaktoren wie Angst und Depression keinen guten Einfluss.

Neben der internistischen, ggf. chirurgischen und physiotherapeutischen Behandlung ist auch eine psychotherapeutische Einflussnahme von großer Bedeutung. Patienten mit chronischer Polyarthritis müssen die Schmerzen, ihre soziale Abhängigkeit und individuellen Einschränkungen bewältigen. Dazu bedarf es Gruppentherapieverfahren und die Anwendung von Entspannungsmethoden. Sie können zu einer Schmerzreduzierung und damit einhergehend zu einem verbesserten Funktionsstatus der Gelenke beitragen.

### 4.2.9 Neurodermitis (endogenes Ekzem)

Die Neurodermitis ist eine Intoleranzreaktion der Epidermis und der kutan-vaskulären Strukturen mit neurovaskulärer Komponente. Sie nimmt in allen Industriestaaten zu. Es wird eine immunologische Störung angenommen.

Die Ätiologie ist noch nicht aufgeklärt. Folgendes ist bekannt:

- autosomal dominante erbliche Disposition zur Erkrankung;
- häufige Kombination mit Asthma bronchiale und Heuschnupfen;
- Patienten mit Neurodermitis haben einen erhöhten IgE-Spiegel, eine gestörte Funktion der neutrophilen Granulozyten , Defekte der T-Suppressor-Zellen und eine erhöhte Hautbesiedelung mit Staphylococcus aureus;
- die Reizschwelle der Haut ist erniedrigt
  (diese Patienten reagieren auf normale chemisch-physikalische Umweltreize und auf den eigenen Schweiß mit Pruritis und Ekzematisation);

- der Tonus der kleinen Hautgefäße ist erhöht, sie sind spastisch verengt, und die Hautdurchblutung ist reduziert;
- die Epidermis ist verdickt.

Morphologisch kann man 3 Erscheinungsformen unterscheiden:

- akute und subakute gerötete, schuppende Herde mit Papeln (Knötchen), Papulovesikeln (Knötchen-Bläschen) und Krusten;
- disseminierte und gruppierte braun-rote Papeln und Papulovesikeln;
- chronische lichenifizierte Herde
(Unter einer Lichenifikation versteht man eine Verdickung eines Hautgebietes durch beetartig angeordnete Papeln. Die Hautfelderung ist dadurch vergröbert, die Furchen sind vertieft und der betroffene Hautabschnitt hat einen grau-rosa Farbton mit spiegelndem Glanz.).

Allen Formen ist ein anfallsartig auftretender Pruritus (Juckreiz) eigen, der mit schwer unterdrückbaren Kratzattacken beantwortet wird. Durch das Kratzen entstehen sogenannte Glanznägel und Kratzen unterhält das Ekzem. Durch die spastisch verengten Gefäße sind Gesicht und Handrücken grau-rosa verfärbt (aschefarbig). Die Neurodermitis verläuft phasenartig. Im Säuglingsalter tritt der Milchschorf auf und im Kleinkindalter das Beugeekzem, das abheilen kann. Während der Pubertät rezidiviert das Krankheitsbild und zeigt dann einen jahrzehntelangen wechselnden Verlauf. Die Neurodermitis kann jedoch auch mit Beginn der Pubertät erstmalig auftreten. Beim Jugendlichen und Erwachsenen überwiegen chronisch proliferative trockene Veränderungen in Form lichenifizierter Ekzemherde mit Kratzeffekten im Gebiet der großen Beugen. Bei Kombination mit Asthma bronchiale ist ein Führungswechel zwischen beiden Erkrankungen auffällig. Sowie die asthmatischen Beschwerden zunehmen, bessert sich das Ekzem und umgekehrt. Die Neurodermitis verschlechtert sich meist auch im Spätherbst und Winter. Es kann zu einer spontanen Abheilung im 4. und 5. Dezenium kommen.

Patienten mit Neurodermitis sind meist hyperkinetische, unruhige, leicht verstimmbare, nervöse, sich nicht entspannende Persönlichkeiten. Es besteht eine erhöhte psychische Spannung infolge psychosozialer Belastungen, die als Auslösefaktor der Erkrankung anzusehen ist. Hinzu kommt der unangenehme Juckreiz, der zum Kratzen führt, dass nur vorübergehend Entlastung bringt und dann tritt der Juckreiz wieder auf. Dieser Teufelskreis ist für die Reizbarkeit, Unausgeglichenheit und Gespanntheit der Patienten mit Neurodermitis mit verantwortlich. Aufgrund ihrer sichtbaren Hauterscheinungen entwickeln Patienten soziale Ängste und ein damit verbundenes Vermeidungsverhalten, welches zu depressiven Symptomen führen kann.

Die Neurodermitis wird dermatologisch-symptomatisch und psychotherapeutisch behandelt. Ziel der Psychotherapie ist es, die psychischen Spannungen abzubauen, Techiken im Umgang mit dem Juckreiz zu vermitteln, Konflikte zu lösen und das Selbstbild zu stärken.

## 4.2.10 Chronische Urtikaria

Die chronische Urtikaria ist ein Krankheitsbild, das durch die Bildung von Hautquaddeln in Verbindung mit Juckreiz gekennzeichnet ist.

Die Quaddeln entstehen nach Aktivierung der kutanen Mastzellen, die aus ihren Granula Mediatoren freisetzen und eine entzündliche Permeabilitätsstörung der kleinen Gefäße der oberen und mittleren Dermis hervorrufen. Morphogenetisch dominiert dann das perivaskuläre Ödem, die Quaddel.

Gewebsmastzellen sind freie Zellen des lockeren Bindegewebes. Sie halten sich in der Nähe von Blutgefäßen auf. In ihrem Zytoplasma befinden sich zahlreiche Granula, die Heparin (sulfatisiertes Mukopolysaccharid) und Histamin (biogenes Amin) enthalten. Heparin wirkt gerinnungshemmend und wird normalerweise kontinuierlich in geringer Menge an das Blut abgegeben. Histamin erweitert die Gefäße und steigert die Kapillarpermeabilität. Durch die Abgabe beider Stoffe können sich Mastzellen am Entzündungsprozess beteiligen.

Symptome der chronischen Urtikaria sind:

- rezidivierende, mehrmals am Tage auftretende plötzliche Quaddelbildung an unterschiedlichen Körperstellen;
- heftiger Pruritus (Juckreiz) begleitet die Quaddelbildung;
- infolge des Pruritus entstehen Schlafstörungen;
- es besteht ein hoher Leidensdruck, bedingt durch die rezidivierenden Quaddelschübe und den immer wieder auftretenden Pruritus;
- es kommt zur Beeinträchtigung des Berufs- und Alltagslebens der Betroffenen.

Die chronische Urtikaria zeigt einen Häufigkeitsgipfel um das 50. Lebensjahr herum. Dieser Lebensabschnitt ist oft gekennzeichnet durch berufliche und / oder familiären Veränderungen. Frauen erkranken häufiger als Männer.

Pathogenetisch wird ein multifaktorielles Geschehen, bei dem sich somatische und psychische Einflussfaktoren wechselseitig bedingen, angenommen. Als häufige somatische Ursachen kommen Nahrungsmittelunverträglichkeiten, chronische Infekte im gastrointestinalen Bereich und Autoimmunreaktionen in Betracht. Psychosoziale Faktoren können die Urtikaria auslösen und auch unterhalten. Weiterhin besteht ein Zusammenhang zwischen unbewussten Konflikten und Urtikaria. Aus diesem Grund kann die chronische Urtikaria als körperlicher Ausdruck von unbewussten Konflikten angesehen werden. Starker emotionaler Stress kann Quaddelschübe auslösen. Primär psychische Störungen und hohe emotionale Aktivierung beeinflussen den Verlauf der chronischen Urtikaria negativ und natürlich auch deren Krankheitsbewältigung. Ängstlichkeit, Depressivität und Aggressionshemmung sind beschreibende Merkmale von Patienten, die an einer chronischen Urtikaria leiden.

Neben der dermatologischen und internistischen Behandlung besteht das Ziel der psychosomatischen Therapie in der Vermittlung von Techniken zur Verbesserung der Stressbewältigung, in der Aufklärung von Zusammenhängen zwischen dem Pruritus und auslösenden emotionalen sowie kognitiven Reaktionsmustern und in der Anwendung von Entspannungsmethoden.

### 4.2.11 Anorexia nervosa

Die Anorexia nervosa (Magersucht) ist eine psychisch bedingte Gewichtsreduktion, wobei das Normalgewicht um mehr als 25 % unterschritten wird. Sie wird durch Verweigerung der Nahrung oder durch Erbrechen erreicht und tritt zwischen der Pubertät und dem jungen Erwachsenenalter auf. Von der Magersucht sind überwiegend Mädchen (ca. 90 %) betroffen.

Zu den primären Symptomen gehören:

- starke Gewichtsabnahme
  Body-Mass-Index, BMI unter 17,5;
- Amenorrhoe
  infolge einer Unterfunktion der Hypothalamus-Hypophysen-Ovar-Achse;
- chronische Obstipation
  als Folge der reduzierten Nahrungsaufnahme;
- Störung des Essverhaltens
  Nahrungsverweigerung, Heißhungeranfälle mit induziertem Erbrechen, Laxanzienabusus…alles dient dem Ziel der Abmagerung;
- Verleugnung des Hungers
  Beherrschung des Hungergefühls durch Unterdrückung;
- Störung des Körperschemas
  es besteht eine volumenmäßige Überschätzung des Körperbildes;
- motorische Überaktivität
  Verleugnung ihrer Schwäche und Müdigkeit veranlasst sie zum exzessiven Sporttreiben.

Im weiteren Verlauf der Erkrankung treten sekundäre Symptome auf:

- Herzrhythmusstörungen
  infolge der bestehenden Hypokaliämie;
- trockene und brüchige Haare, Erniedrigung der Körpertemperatur;
- Polyneuropathie
  infolge eines Vitamin-B-Mangels;
- Karies
  durch häufig induziertes Erbrechen;
- Osteoporose
  bedingt durch die endokrinologische Störung und Störung im Elektrolytstoffwechsels;
- depressive Verstimmung;
- Kontaktstörungen
  Fähigkeiten zum Ausdruck von Emotionen und näheren Kontakten sind eingeschränkt.

Dem Krankheitsbild liegt folgende Psychodynamik zu Grunde. Anorexie-Patienten wehren ihre weibliche Sexualität und Identität ab. Die Abwehr richtet sich gegen die Übernahme der weiblichen Rolle und gegen die weibliche Sexualität. Sie sehen in der Abwehr des Essens eine Abgrenzung von der Mutterfigur. Die Beherrschung des Hungers bedeutet erfolgreiches Abgrenzen. Es besteht ein Ablösungskonflikt bei bestehender starker Bindung. Die dominierende Mutter verhindert die Realisierung autonomer Ansprüche und autonomer Selbstverwirklichung ihrer Tochter. Sie kann somit nie sie selbst sein. So gesehen ist die Nahrungsverweigerung der unbewusste Versuch, sich als autonome Persönlichkeit zu erleben. Sie triumphiert über den Hunger als Körpergefühl! Es entwickelt sich zunehmend eine gewichtsreduzierte Vorstellung vom eigenen Körper. Diese Veränderung des Körperschemas trägt zur Chronifizierung der Anorexie bei und geht mit der Angst vor dem Dickwerden einher. Außerdem werden vermehrt Endorphine gebildet, die zu rauschhaftem Erleben führen. Anorexie-Patienten fühlen sich schwerelos, leicht und frei. Diesen Zustand wollen sie nicht aufgeben.

In der familiären Situation von Anorexie-Patienten bestehen häufig konfliktreiche Beziehungsmuster.

Worin besteht das Wesen der Anorexie aus psychodynamischer Sicht? Es besteht ein Kampf der Anorexie-Patienten um Autonomie und Selbstbestimmung, der von den Betroffenen mit autoaggressiven Mitteln (Hungern) geführt wird. Gegenstand der Therapie muss es sein, den Patienten klar zu machen, dass das gewählte Mittel zur Autonomie und Selbstbestimmung falsch ist.

Die Therapie erfolgt stationär. Liegt eine extreme Kachexie vor, kommt nur eine Sondenernährung in Frage und ggf. müssen intensivmedizinische Maßnahmen durchgeführt werden. Später wird ein geregeltes Essprogramm eingeführt und die Medikamenteneinnahme (Laxanzien...) kontrolliert. Steigt das Körpergewicht an, dann werden die psychotherapeutischen Gespräche intensiviert. Nach und nach geht die Nahrungsaufnahme dann wieder in die Eigenverantwortung der Patienten über.

Die Therapie besteht in der Behandlung der Ess-Störung auf der Ebene der Symptome und in der Bearbeitung der psychischen Konflikte sowie der familiären und psychosozialen Belastungen. Sinnvoll ist nach stationärer Entlassung der Patienten, eine ambulante Fortführung der Therapie.

### 4.2.12 Bulimia nervosa (Ess-Brech-Sucht)

Die Bulimia nervosa ist eine psychisch bedingte Ess-Störung, die gekennzeichnet ist durch Phasen mit exzessiver Nahrungsaufnahme, denen selbst ausgelöstes Erbrechen folgt. Die Bulimie beginnt meist nach der Pubertät oder im frühen Erwachsenenalter. Sie tritt häufig bei Frauen auf, die im Gegensatz zur Anorexie unter ihrer Ess-Störung leiden.

Primäre Symptome, die bei der Bulimia nervosa auftreten, sind:

- wiederholte Episoden von Bulimi-Attacken
  Verschlingen großer Nahrungsmengen in weniger als 2 Stunden;
- Verzehr kohlenhydratreicher, hochkalorischer Nahrung während der Bulimie-Attacke;
- wahlloses Durcheinanderessen während der Bulimie-Attacke;
- Beendigung der Bulimie-Attacke mit selbstinduziertem Erbrechen;
- wiederholte Versuche einer Gewichtsabnahme durch strenge Diäten;
- Wechsel zwischen Fasten und „Fressen";
- Gewichtsschwankungen um etwa 5 kg.

Sekundäre Symptome, die als Konsequenz des gestörten Essverhaltens auftreten können, sind:

- Zahnschädigung durch die Magensäure;
- chronische Entzündung und Schwellung der Glandula parotis („Hamstergesicht");
- Ösophagitis;
- Sodbrennen;

- Herzrhythmusstörungen durch Hypokaliämie;
- Amenorrhoe.

Den Betroffenen ist ihre Ess-Störung bewusst. Ihre Persönlichkeit ist häufig gekennzeichnet durch Selbstunsicherheit, erniedrigte Frustrationstoleranz, Verleugnung eigener Wünsche und fehlendes Durchsetzungsvermögen eigener Interessen. Sie haben Angst, die Willenskontrolle über das Essen zu verlieren und vor einer Gewichtszunahme. Sie haben Schwierigkeiten den bestehenden Circulus vitiosus zwischen „Fressattacke" und selbst induziertem Erbrechen zu durchbrechen. Im Rahmen der Ess-Störung treten psychische Folgen auf. Dazu gehören u. a. Schuld- und Schamgefühl, Selbstverachtung und Depressionen bis hin zum Suizidversuch. Zur Gewichtsreduktion werden häufig Laxanzien eingenommen, was zum Missbrauch führen kann. Alkoholkonsum kann als inadäquates Mittel zur Bewältigung der Ess-Störung hinzukommen. Es besteht eine ausgeprägte Tendenz, die Ess-Störung geheim zu halten. Im Gegensatz zu Anorexie-Patienten sind Bulimie-Patienten normgewichtig bis leicht übergewichtig.

Von der Bulimia nervosa betroffene Mädchen bzw. junge Frauen haben meistens das Elternhaus schon verlassen und erste negative Partnerbeziehungen hinter sich. Mehrfach erlebte Hänseleien aus ihrem sozialen Umfeld, die ihre äußere Attraktivität betreffen, führen zu einer Störung ihres Selbstwertgefühls. Aus diesem Grund essen die Betroffenen lustvoll, damit sie sich so emotional befriedigen können. Da sie jedoch Angst vor einer Gewichtszunahme haben, leiten sie anschließend den Brechvorgang ein. Sie versuchen ihre Nahrungszufuhr zu normalisieren, aber Ärger, Langeweile, Alleinsein und Enttäuschungen lösen wieder den Heißhungeranfall aus und so wird der Circulus vitiosus unterhalten.

Ziele der Verhaltens- und Psychotherapie sind:

- Kontrolle des Essverhaltens (Führung eines Ess-Tagebuches);
- Stärkung des Selbstwertgefühls;
- Problemlösetraining, Stressbewältigungstraining;
- Kommunikationstraining.

Sportliche Betätigung trägt natürlich zur psychophysiologischen Stabilisierung bei.

### 4.2.13 Fettsucht (Adipositas, Obesitas) als Impulskontrollstörung

Fettsucht als Impulskontrollstörung meint eine psychisch bedingte übermäßige Kalorienzufuhr, die als Depotfett gespeichert wird. Das so entstehende Übergewicht überschreitet dann das Idealgewicht um 30 % und mehr. Ablagerungsorte für das Depotfett sind u. a. das subkutane Fettgewebe (Paniculus adiposus = Fettmantel), der Retroperitonealraum, Muskulatur (zwischen den Muskelfasern), Leber und das große Netz. Die Fettsucht als Impulskontrollstörung ist, wie die Anorexie und Bulimie, eine Ess-Störung.

Die Fettsucht hat Auswirkungen auf mehrere Organsysteme sowie den Stoffwechsel und lässt somit eine Vielfalt von Symptomen entstehen.

- Herz-Kreislaufsystem
  Belastungsdyspnoe, Tachykardie, Knöchelödem als Zeichen einer beginnenden Herzinsuffizienz, ischämische Herzerkrankungen und zerebrale Insulte infolge einer vermehrten Arteriosklerose, abnorme Schläfrigkeit;
- Verdauungssystem
  Fettleber, Gallensteine, rezidivierende Cholezystitiden, Obstipation, Hämorrhoiden;
- Skelettsystem
  Cox- und Gonarthrosen, Senkspreizfuß, degenerative Erscheinungen der Wirbelsäule;
- Hautsystem
  erhöhte Schweißbildung, intertriginöse Ekzeme, Pilzinfektionen;
- Stoffwechsel
  Glukosetoleranzstörungen, Diabetes mellitus, Hyperlipidämie, Hyperurikämie.

Nach der Art des Essverhaltens werden Rauschesser, Daueresser, Nimmersatte und Nachtesser unterschieden. Beim Rauschesser kommt es in Folge eines starken Hungergefühls zu einem plötzlich auftretenden und rauschartig ablaufenden Essvorgang. Es werden dabei große Nahrungsmengen verzehrt. Ärger und Frust lösen diesen Essvorgang oftmals aus. Bei Daueressern, die immer Appetit haben, verteilt sich die Nahrungsaufnahme über den ganzen Tag. Nimmersatte entwickeln Appetit beim Essen, essen entsprechend große Mengen und wissen nicht so richtig, wann sie satt sind. Nachtesser bekommen besonderen Hunger abends oder nachts. Sie essen dann alles, was sie im Kühlschrank vorfinden und können mit dem Essen nicht rechtzeitig aufhören.

Im Unterschied zur Anorexie und Bulimie erfolgt bei den Adipösen nach dem Essen kein selbst induziertes Erbrechen.

Auslösende Ursachen der Adipositas als Impulskontrollstörung sind u. a. erlebte Enttäuschungen, hohe andauernde Leistungsanforderungen, Stress-Situationen am Arbeitsplatz sowie Konflikte in der Familie. Es besteht ein Zusammenhang zwischen psychozialen Faktoren und Adipositas. Essgewohnheiten innerhalb der Familie spielen neben den Anlagefaktoren auch eine wichtige Rolle bei der Genese der Adipositas. Kindliches Übergewicht assoziiert mit der Adipositas im Erwachsenenalter.

Die vermehrte Aufnahme von Nahrung dient der Abwehr von Unlustempfindungen, wie z. B. Kränkungen, Ängsten und depressiven Gefühlen. Der Essvorgang geht mit einer Verschiebung unlustbetonter Empfindungen in Richtung lustvoller Empfindungen einher.

Die erhöhte Nahrungszufuhr ist ein Abwehrmechanismus, der zur persönlichen Problemlösung eingesetzt wird und das Selbstwertgefühl beeinträchtigt. Die Therapie verfolgt folgende Ziele:

- Reduzierung des Körpergewichts durch gleichmäßige und langsame Gewichtsabnahme (etwa 1kg pro Woche);
- Regulierung des Essrhythmus durch verhaltenstherapeutische Maßnahmen u. a. Führung eines Essprotokolls und damit Selbstkontrolle des Essverhaltens;
- Verminderung der Energiezufuhr dabei helfen Ernährungsberatung und Kochkurse;
- Erhöhung des Energieverbrauchs durch sportliche Aktivitäten;
- Verkürzung des Nachtschlafs;
- aufdeckende Psychotherapie (Konfliktbearbeitung) und Stärkung des Selbstwertgefühls;
- operative Verfahren als „ultima ratio“;
- Selbsthilfegruppen.

## 4.3 Somatoforme autonome Funktionsstörungen

Somatoforme autonome Funktionsstörungen sind körperliche (somatische) Beschwerden an Organen, die vom vegetativen (autonomen) Nervensystem innerviert werden, wobei keine organische Grundlage vorliegt. Frühere Bezeichnungen für diese Störungen waren „funktionelles Syndrom“ und „psychovegetative Störung“.

Vegetativ versorgte Organe sind anatomisch und funktionell Organsystemen zuzuordnen. Dazu gehören Atmungssystem, Herz-Kreislaufsystem, Verdauungssystem und Harn- und Geschlechtssystem. Die auftretenden Symptome sind individuell unterschiedlich, können auf die Organe bezogen oder diffus sein. Somatoforme autonome Funktionsstörungen betreffen häufig Organe des Herz-Kreislaufsystems und des Verdauungssystems. Im Prinzip kann jedoch jedes vegetativ versorgte Organ im Zentrum funktioneller Symptomatik stehen.

Die Stellung der Diagnose ist nicht so einfach. Gesucht werden muss nach emotionalem Stress und psychosomatischen Beschwerden. Beides zusammen und der nicht vorhandene organische Befund sichern die Diagnose. Es ist also der Nachweis der psychischen Genese und Unterhaltung der Funktionsstörung zu erbringen.

Das Wesen somatoformer autonomer Funktionsstörungen besteht darin, dass sich psychische, affektive Spannungen in vegetative Dysfunktionen reflektorisch umsetzten, was zu somatischen Beschwerden führt. Es ist bekannt, dass jeder Mensch in einer emotionellen Stress-Situation mit vegetativen Symptomen (u. a. Herzklopfen, Magenbeschwerden, Durchfall) reagiert. Im Unterschied zu diesen situationsbedingten vegetativen Reaktionen, ist den Menschen mit autonomer Funktionsstörung die auslösende Ursache der auftretenden Symptomatik unbekannt. Für die Krankheitsentstehung sind die Bewertung der Funktionsstörung sowie deren erhöhte Aufmerksamkeit durch die betroffene Person von Bedeutung. Kontakte und Konflikte des Menschen mit autonomer Funktionsstörung finden nicht mehr zwischen ihm und seiner sozialen Umwelt statt, sondern zwischen ihm und seinem funktionsgestörten Organ. Diese Menschen befassen sich zunehmend nur noch mit sich und ihrer Krankheit, es entwickelt sich zunehmend eine auf den Körper bezogene Wahrnehmung.

Psychoemotioneller Stress wird zunächst unbewusst in Dysfunktionen umgesetzt und nachfolgend durch Aktivierung einer körperzentrierten Wahrnehmung unterhalten und damit chronifiziert.

### 4.3.1 Funktionelle Störungen des Herz-Kreislaufsystems

Funktionelle Herz-Kreislaufbeschwerden sind sehr vielgestaltig. Auf das Herz bezogene Symptome sind u. a. Herzklopfen, Herzstolpern, Herzstechen, Schmerzen in der Brust mit evtl. Ausstrahlungscharakter. Die Beschwerden können die Atmung mit einbeziehen, sodass Beklemmungsgefühl beim Atmen, erschwerte Atmung bei Belastung oder in Ruhe auftreten. Begleitende vegetative Beschwerden sind u. a.

Schlafstörungen, Zittern, Kältegefühl, Parästhesien, Schwitzen, Schwindel und Kopfschmerzen. Hinzu kommen allgemeine Beschwerden wie Abgeschlagenheit, Müdigkeit, Erschöpfung und psychische Beschwerden wie Angst, innere Unruhe, niedergeschlagene Stimmung und Reizbarkeit.

Es ergibt sich natürlich die Frage, worin sich Menschen mit funktionellen Herz-Kreislaufbeschwerden von jenen unterscheiden, die z. B. einen Herzinfarkt erlitten haben? Menschen mit funktionellen Herz-Kreislaufbeschwerden tendieren zur Schonung, sind oftmals depressiv gestimmt, verbalisieren ihre Angst und sind von sich überzeugt, körperlich krank zu sein, obwohl keine Befunde diesbezüglich zu erheben sind. Sie benutzen die Krankheit, um Zuwendung bzw. Aufmerksamkeit zu erreichen oder um Schwäche offiziell und legitim zuzulassen. Beim Herzinfarkt stehen meistens die Schmerzen im Vordergrund und diese Menschen wollen so schnell wie möglich wieder fit werden und neigen nicht zur Schonung.

Da Menschen mit funktionellen Herz-Kreislaufbeschwerden auf eine organische Krankheitsursache fixiert sind, besteht das Ziel der Psychotherapie in der Aufklärung des psychosozialen Hintergrundes.

### 4.3.2 Funktionelle Störungen des Verdauungssystems

Beispiele für diese Störungen sind die chronische Dyspepsie und das Colon irritable.

Die chronische Dyspepsie beinhaltet verschiedene funktionelle Beschwerden, die im oberen Verdauungstrakt vorkommen. Sie wird deshalb auch „somatoforme autonome Funktionsstörung des oberen Gastrointestinaltrakts“ genannt. Auftretende Beschwerden sind z. B. Schmerz-, Druck- oder Völlegefühl im Oberbauch sowie Übelkeit und Erbrechen. Weitere Symptome sind Sodbrennen, Schmerzen hinter dem Brustbein und Zungenbrennen. Kopfschmerzen, Schwindel, Globusgefühl und Schwitzen stehen für vegetative Beschwerden. Weiterhin besteht oftmals eine depressive Grundstimmung.

Das Colon irritable ist die „somatoforme autonome Funktionsstörung des unteren Gastrointestinaltrakts“. Es treten Beschwerden im Unterbauch auf. Die Stuhlfrequenz ist verändert, d. h. es können mehr als 3 Stühle pro Tag oder weniger als 3 pro Woche sein. Die Stuhlkonsistenz reicht von breiig-wässrig bis klumpig-hart. Die Defäkation kann mühsam sein, mit Schleimabsonderung einhergehen oder mit dem Gefühl der inkompletten Entleerung verbunden sein. Weiterhin bestehen Blähungs- und Spannungsgefühle im Bauch.

Die Aktivität des Verdauungssystems hängt vom psychischen Erleben ab. Stress kann z. B. zu schmerzhaft empfundenen Kontraktionen des Darmes führen und Gefühle der Hoffnungslosigkeit werden oftmals vom Aussetzen der Darmaktivität begleitet. Beide Krankheitsbilder zeichnen sich durch ihre Symptomvielfalt, ihren chronischen Verlauf und durch den fehlenden organischen Befund aus. Die Schilderung der Beschwerden erfolgt in einer vorwurfsvollen Weise. Oftmals unterdrücken Menschen mit diesen funktionellen Störungen ihre Ängste und Aggressionen, sind ehrgeizig und streben nach hohen Leistungen. Die Therapie beinhaltet eine internistische Behandlung (Diät, Spasmolytika), ein Stressbewältigungstraining sowie Verhaltens- und Psychotherapie.

### 4.3.3 Funktionelle Störungen des vestibulären Systems

Zu diesen funktionellen Störungen gehören der somatoforme Schwindel, bestimmte Formen des Tinnitus und der Hörsturz.

#### *Somatoformer Schwindel*

Der somatoforme Schwindel kann als Drehschwindel, Schwankschwindel oder diffuser Schwindel in Erscheinung treten. Die Symptome sind anfallsartig (Attackenschwindel) oder dauerhaft, d. h. über Tage bis Wochen. Häufig begleiten vegetative Symptome (Übelkeit, Schweißausbruch, Herzrasen, Atemnot) den Schwindel. Bedeutsam für die Entstehung des somatoformen Schwindels sind bestehende Belastungs- und Konfliktsituationen, Ängste und Depressionen. Besteht der Schwindel länger, dann kommt es zu Konditionierungsprozessen. Die psychosomatische Reaktion „Schwindelanfall" tritt dann auch unabhängig von der Stress-Situation auf. Es genügen bereits geringfügige Spannungen und der somatoforme Schwindel zeigt sich als Symptom. Die Therapie richtet sich nach der psychosomatischen oder psychischen Störung, in deren Rahmen der Schwindel auftritt.

#### *Tinnitus*

Unter Tinnitus versteht man die Wahrnehmung von Tönen und Geräuschen. Sie treten vorübergehend oder dauerhaft auf, ohne dass eine äußere Schallquelle existiert.

Ein Tinnitus-Träger wird krank, wenn seine Bewältigungs- und Verarbeitungsmöglichkeiten nicht mehr funktionieren. Beim Tinnitus handelt es sich um ein subjektives Symptom. Die Umgebung nimmt die Töne bzw. Geräusche nicht war. Psychische Belastungen kommen für das Auftreten von Tinnitus als funktionelle Störung des vestibulären Systems in Betracht. Hinzu kommen bestimmte Persönlichkeitsmerkmale wie ausgeprägte Kopfbezogenheit, Perfektionismus und starkes Bedürfnis nach Selbstkontrolle. Disziplinstörungen, das heißt lautes Durcheinanderreden von Auszubildenden während des Unterrichts, verstärkt die Symptomatik von Tinnitus-Trägern, die dann in der Regel den Klassenraum kurzzeitig verlassen, um zu entspannen. Im Vordergrund der Therapie stehen kognitive psychotherapeutische Techniken und Entspannungsverfahren.

#### *Hörsturz*

Ohne erkennbare Ursache tritt ein Hörverlust unterschiedlichen Grades auf. Der Hörverlust ist meist einseitig, kann aber auch doppelseitig in Erscheinung treten. Es handelt sich um eine akute Schallempfindungsschwerhörigkeit. Häufig tritt ein Tinnitus als begleitendes Symptom auf. Psychische und soziale Faktoren wirken bei der Entstehung des Hörsturzes mit. Die Manifestation des Hörsturzes geschieht in einer andauernden Stress-Situation. Diese tritt mit biografisch angelegten Konflikten in starke Resonanz. Die volle Wahrnehmung der dadurch ausgelösten Affekte (z. B. Ohnmachtsgefühle, Wut, Schuldgefühle) muss aus Gründen des psychischen Gleichgewichts abgewehrt werden. Es folgt die vegetative Entgleisung oder sogar die Abschaltung des wahrnehmenden Sinnesorgans. Aus der Sicht der Stresstheorie ist der Hörsturz als eine Überlastungsreaktion anzusehen. Die Therapie besteht in der Bearbeitung bestehender Konflikte und in der Verbesserung der Stressverarbeitung.

## 4.4 Primärprävention zur Vermeidung stressbedingter Krankheiten – gesunder Lebensstil

### 4.4.1 Grundregeln für den richtigen Umgang mit Stress

Diesbezüglich hat die Deutsche Gesellschaft für Regulationsmedizin (DGRM) Grundregeln für den richtigen Umgang mit Stress empfohlen, deren Inhalt nun in gekürzter Form dargestellt wird.

#### *1 Eustress entwickeln und nutzen, vor Disstress schützen!*

Um diese Grundregel zu realisieren, sollte man wissen, dass zwischen Leistung und Erregung eine Abhängigkeit besteht, die einer Glockenform entspricht. Zu wenig Stress bewirkt Untererregung, Willensschwäche, Motivationsdefizit und Antriebsschwäche. Zu viel Stress führt zur Übererregung, zur Unbeherrschtheit, zum Leistungsabfall, zu Konflikten, Angst und Panik. Durch Selbstbeobachtung, aber auch durch dosierte Selbstforderung kann man die goldene Mitte finden, die befähigt, Selbstbeherrschung, Willenskraft, Optimismus, Motivation, Aktivität und Stressbeherrschung zu entwickeln und zu pflegen.

Eustress ist trainierbar und macht widerstandsfähig. Das ständig bewusste Erleben, Beherrschen, Verkraften von Belastungen und Anstrengungen mit eingelegten Erholungsphasen hat einen Trainingseffekt. Überforderungen aber auch Unterforderungen sind Hemmfaktoren beim Eustress-Training.

### 2 Regelmäßiger Wechsel von Anspannung (Aktivierung) und Entspannung (Deaktivierung)!

Die Fähigkeit körperlich und seelisch entspannen zu können, ist eine wichtige Grundlage für den optimalen Umgang mit Stress. Wer zur rechten Zeit entspannen kann, wird mit Konflikten besser fertig, vermag Belastungen zu verkraften und wird widerstandsfähiger gegen den Einfluss von Alltagsstressoren.

Der Wechsel von Anspannung (Stress) und Entspannung (Erholung) ist ein wichtiger Faktor beim richtigen Umgang mit Stress.

### 3 Stets auf die natürlichen Rhythmen achten!

Der regelmäßige Wechsel von Wachsein und Schlaf ist die Grundlage der Tageserholung. Es kommt nicht unbedingt auf die Länge des Schlafs an, sondern auf die Regelmäßigkeit des Wach-Schlafrhythmus. Das gilt auch für das Wochenende. Mögliches Schlafdefizit ist durch Minischlaf am Tage zu begleichen. Größere Unregelmäßigkeiten stressen, weil sie die innere Uhr stören. Es ist daher anzustreben, ein Tagesregime mit regelmäßigen Aufsteh- und Zubettgehzeiten, sowie Zeiten der Nahrungsaufnahme und des Zusammenseins mit der Familie zu schaffen.

Es besteht ein Vierstundenrhythmus mit erhöhter Neigung zur Schläfrigkeit, die nur wenige Minuten, aber auch bis zu einer halben Stunde andauern kann. Diese Schlaffenster treten im Mittel gegen 09.00, 13.00, 17.00, 21.00, 01.00 und 05.00 Uhr auf. Die Schlaffenster können gut für den Minischlaf und für Entspannungsübungen genutzt werden.

### 4 Erholsamen Nachtschlaf am Tage vorbereiten, Schlafhygiene betreiben!

Jeder Mensch hat sein persönliches spezifisches Schlafmuster, welches durch die Lebensweise am Tage mit bestimmt wird. Es werden drei Schlaftypen unterschieden: Kurzschläfer (unter 6h), Mittelschläfer (6-8h) und Langschläfer (über 8h). Eustress vermag die Erholsamkeit des Schlafs zu fördern und Disstress dagegen zu stören. Gestörter Schlaf bedeutet Gestresstsein. Bei Schlafstörungen gilt folgendes Vorgehen:

- Regelmäßigkeiten im Schlaf-Wachrhythmus und im Tagesablauf sichern;
- Durchführung einer Schlafhygiene (Korrektur der persönlchen Lebensweise am Tage, Korrekturen der Schlafgewohnheiten);
- Psychotherapie, Physiotherapie;
- Nur im äußersten Notfall Schlaftabletten nehmen!

### 5 Mensch ärgere Dich nicht! So kann Ärger abgebaut werden!

Seien Sie ein kluger Mensch und entspannen Sie sich! Lachen Sie über sich selbst! Gehen Sie zur Tagesordnung über!

### 6 Nicht vom eigenen Charakter nerven lassen!

Häufig wirken eigene, negative Charaktereigenschaften als Stressoren, die Disstress auslösen. Deshalb gehört das „Schleifen“ am eigenen Charakter durch Veränderungen der Charaktereigenschaften zur Bekämpfung von Disstress. Selbstbeobachten, Selbsterkennen und Selbsteinsicht sind hierfür wichtige Voraussetzungen. Zu den Charaktereigenschaften, die Disstress erzeugen, gehören u. a.:

- Neid; Eifersucht;
- Hass; Rache;
- Habgier;
- Zwangsvorstellungen;
- Insichhineinfressen von Problemen;
- mangelnde Entscheidungsfähigkeit;
- übersteigerter Ehrgeiz;
- permanentes Grübeln;
- Hektik;
- generelle Ängstlichkeit;
- Pessimismus.

Es lohnt sich, an sich selbst zu arbeiten und sich nervender (stressender) Charaktereigenschaften zu entledigen.

### 7 Mit Zärtlichkeit und Liebe gegen Stress!

In Harmonie geübte Erotik und Sex bewirken Eustress. Eine Partnerschaft, die sich zwei bis drei Mal wöchentlich von Zärtlichkeit begleitendem Sex erlebnisreich und ungezwungen hingibt, kann den Disstress der Woche beseitigen. Heilen durch Liebe!

### 8 Freundschaften anbahnen und pflegen!

Die systematische Vereinsamung der Menschen unserer Gegenwart stellt einen starken Stressor dar, der krankmachenden Disstress hervorruft. Viele Menschen kennen nur den Freund Auto, Fernseher und Computer und versetzen sich damit, wenn keine zwischenmenschliche Kommunikation besteht, in den stressenden Zustand der sozialen Isolierung. Wir benötigen deshalb dringend Freundschaften, ein besseres Verstehen untereinander und soziale Kommunikation.

Das Ziel jeder Freundschaft ist, ein Gegenüber zu finden, das mit der eigenen Persönlichkeit verträglich ist. Weiter gehört zur Freundschaft:

- sich in andere Menschen hineindenken zu können;
- Beistand in schwierigen Situationen;

- emotionelle Ausgeglichenheit;
- Achtung, Offenheit, Hilfsbereitschaft;
- Toleranz, Ehrlichkeit, Sympathie…

### 9 Fröhlich sein und Singen!

„Wo man singt, da lass dich nieder, denn böse Menschen kennen keine Lieder“, so lautet ein altes deutsches Sprichwort. Musizieren und Singen im Duett, im Trio, im Chor oder in der Gruppe entstresst und stimuliert positive Emotionen. Singen macht fröhlich, lustig und besinnlich und hemmt die Stresshormone. Es stärkt auch die Lebensqualität, das Gemeinschaftsgefühl und festigt Freundschaften. Es ist besser als „Walkman“ zu singen und zu musizieren, als mit dem „Walkman“ gestresst durch die Gegend zu spazieren.

### 10 Das Leben mit optimistischer Einstellung führen!

Der Optimist geht vom seinsmäßigen Guten aus, denkt perspektivisch und fortschrittlich. Er ist lebensfroh, zielstrebig, kooperativ, kommunikabel, kann sich und andere Menschen begeistern und versetzt sich in die Lage, selbst große Schwierigkeiten zu meistern.

Pessimismus stresst, er lässt depressive Stimmung aufkommen, er fördert Krankheiten und er verkürzt das Leben.

### 11 Die heilende Kraft des Lachens nutzen!

Wer 12mal am Tage herzhaft lacht, wird gut entspannen, erholsam schlafen und schöner träumen können. Bei der Lachatmung wird die Lunge reichlich mit Sauerstoff versorgt, wodurch die Bronchien gereinigt werden und ein beruhigender Herzrhythmus vorgegeben wird. Beim Lachen erfolgt die Stimulierung des Parasympathikus, die Entspannung bewirkt. Außerdem lockert Lachen die verspannte Muskulatur.

### 12 Der Glaube vermag Berge zu versetzen!

Der Glaube an etwas Sinnvolles und das Vertrauen zu Menschen oder zu einer Sache sind sehr gute Heilmittel. Ein starker Glaube kann stets gut entstressen. Der Glaube stärkt das Selbstbewusstsein, löst psychosoziale Konflikte, prägt sinnvollen Lebensstil und sichert guten Umgang mit Stress.

### 13 Wachträumen, eine Eustressfähigkeit!

Das Tagträumen, d. h. das Spielen mit den Gedanken, das gedankliche Fliegen in andere Welten, das Entstehenlassen von Luftschlössern und Zukunftszielen regt zur Phantasie an und verschafft das Gefühl der Schwerelosigkeit und der Entspannung. Wachträumen kann auch das Einschlafen erleichtern, wenn man angenehme freudespendende Vorstellungen entwickelt. Hierbei können auch angenehme Lebenserinnerungen hilfreich sein.

### 14 Manchmal hilft Jammern!

Jammern ist das Bedürfnis, seine Gefühle, Ängste, Nöte, Ärger, Sorgen usw. anderen mitzuteilen. Jammern führt unter bestimmten Umständen zu emotionellen Entlastungen. Wenn aber dauernd gejammert wird, dann kann Disstress bei sich selbst und bei anderen hervorgerufen werden.

### 15 Weinen kann Disstress abbauen!

In Lebenskrisen oder in belastenden oder schwierigen Situationen kann das schluchzende Weinen seelische und körperliche Verkrampfungen lösen und Disstress abbauen. Hierbei werden Stresshormone beseitigt. Wenn das Gefühl erschöpft ist, hört das Weinen von selbst auf. Man darf auch weinen.

### 16 Richtig atmen!

Die meisten Menschen wissen nicht, wie man richtig atmet. Ihre Atmung ist gewöhnlich zu kurz und flach. Außerdem atmen sie nicht durch die Nase, sondern mit offenem Mund und halten keine Pausen zwischen Ein- und Ausatmen ein. Diese Art zu atmen ruft eine reaktive Alkalose des Atemsystems hervor, die u. a. zur neuromuskulären Übererregbarkeit, also zur Spannung, Angst und zum Stress führt. Aber auch dem Bronchialsthma wird damit Vorschub geleistet.

Von großer Bedeutung ist die Zwerchfellatmung. Sie besitzt vorrangig eine beruhigende und entspannende Wirkung. Dabei ist auf den Dreierrhythmus (Ausatmen – Pause - Einatmen) zu achten.

Wer unter permanentem Stress oder Spannung steht, sollte die Zwerchfellatmung bewusst einsetzen. Gleichzeitig wird dabei auch die Bauchmuskulatur gekräftigt.

### 17 Es ginge alles besser, wenn man mehr ginge!

Durch regelmäßiges Training kann die Belastungsfähigkeit gesteigert werden. Wer in 12 Minuten im Gelände weniger als 1,6 km läuft, hat eine sehr schlechte Gesundheitsstufe erreicht. Über 2,8 km in 12 Minuten entsprechen einer sehr guten Gesundheitsstufe.

### 18 Besonders dann, wenn einem das „Wasser bis zum Hals steht“, sollte man Wasser als Heilmittel gegen Disstress verwenden!

Die Hydrotherapie stärkt das Immunsystem. Zu empfehlen sind Entspannungsbäder mit pflanzlichen, beruhigenden Stoffen; Wechselbäder und Kaltwassertherapie nach Kneipp.

### 19 Tanzen als Therapie!

Tanzen verschafft Harmonie, Entspannung und Erleben positiver Emotionen. Gut geeignet hierfür sind die leider außer Mode gekommenen klassischen Tänze. Diese bewirken in Form von Tanz- und rhythmischer Bewegungstherapie:

- Wiederherstellung und Stabilisierung rhythmischer Bewegungsabläufe;
- Schulung der Bewegungs- und körperlichen Wahrnehmung;
- Anregung zur Kooperation und (non-verbaler) Kommunikation;
- Anregung zur Hinwendung zu Kulturtechniken (Musik, Tanz).

Nicht zuletzt wird durch die Tänze die Partnerharmonie gefördert, wodurch Disstress abgebaut werden kann.

### 20 Wenn Esslust durch Frust entsteht, dann an Verdauungsfrust denken!

Wenn Sie Frust haben, dann bewegen Sie sich! Lassen Sie Ihre Wut auf dem Fahrrad aus. Halten Sie keine Vorräte an sogenannten „schnuckligen" Sachen. Die Verführung ist sonst groß. Anstelle von Pralinen sollten Sie einen Apfel oder eine Kiwi, eine Mohrrübe oder ein Stück Gurke essen. Esslust lässt sich auch durch grünen oder Eisbergsalat zügeln. Vermeiden Sie Bier, denn es ist flüssiges Brot und schafft den sogenannten „Mollenfriedhof" (Bierbauch). Trinken Sie viel alkoholfreie Getränke (2 – 3 Liter pro Tag) in Form von Mineralwasser, Obst- und Gemüsesäften sowie Kräuter- und Früchtetees. Beruhigende Wirkung haben z. B. Fenchel, Johanneskraut, Basilikum, Lavendel, Pfefferminze und Weißdorn.

Überprüfen Sie bei der ständigen Kontrolle Ihres Körpergewichts auch ständig das Gleichgewicht Ihrer Seele.

### 21 Beruhigungs-, Schlaf- und aufpeitschende Mittel, sowie Alkohol vermeiden!

Diese Mittel helfen scheinbar über starke Stresszustände, Ängste, Sorgen und Ärger hinweg. Das ist aber ein Trugschluss, weil diese Stoffe als Stressoren wirken und Sucht hervorrufen. Die meisten dieser Arzneimittel verlieren bereits nach 2wöchiger Einnahme ihre Wirkung. Schlafmittel und Alkohol zerstören den für die geistig-emotionelle Erholung so wichtigen REM-Schlaf (Traumschlaf) und können Neurotizismus hervorrufen.

Wilhelm Busch: „Es ist ein Brauch von alters her, wer Sorgen hat, hat auch Likör." Dieses Zitat verweist auf Zusammenhänge zwischen Stress und Sucht, die echt bestehen. Deshalb ist die beste Prävention gegen Suchtkrankheit, den richtigen Umgang mit Stress zu finden.

Tabakgenuss stresst nicht nur, sondern erzeugt Herzkreislaufkrankheiten und Krebs. Meiden Sie das Rauchen!

### 22 Stärkung des Immunsystems!

Anhaltender Disstress schwächt das Immunsystem. Ein geschwächtes Immunsystem bietet Anfälligkeit gegen alle Krankheiten, vor allem solche, die durch Bakterien und Viren hervorgerufen werden.

Regelmäßiges Dauertraining reduziert die Anfälligkeit gegenüber Erkrankungen. Regelmäßige, nicht übertriebene Körperbewegung (Spazierengehen, Laufen, Schwimmen, Radfahren, Rudern) aktiviert die Produktion der weißen Blutkörperchen. Infolgedessen werden Helfer-, Fress- und Killerzellen mobilisiert und die Aktivierung der B-Lymphozyten, welche die Antikörperproduktion regulieren, bewirkt.

Vitamin C, Vitamin A, D, E, K und Vitamin-B-Komplex stärken ebenfalls das Immunsystem.

### 23 Sanogenese durch Resilienztraining fördern!

Resilienz ist die Fähigkeit zur physischen und psychischen Widerstandsfähigkeit, zur Kraft und Stärke, Lebenskrisen, Konflikte, hohe Anforderungen, schlechte Lebensbedingungen, Schicksalsschläge, Trennungen, extreme Einwirkungen u. a. ohne längere Beeinträchtigung der Gesundheit und Persönlichkeitsstruktur zu erleiden.

Resilienz ist erlernbar.

Charakteristika und Zielfunktionen der Resilienz sind:

- Lebenskrisen akzeptieren und dabei auftretende Gefühle ausagieren;
- keine Schuldgefühle, keine Selbstanklage entwickeln lassen;
- Unterscheidung von Wesentlichem und Unwesentlichem;
- Flexibilität im Denken und Handeln;
- keinen hohen Selbstanspruch haben;
- keine Opfergefühle entwickeln;
- Optimismus, Willensstärke, perspektivisches Denken;
- Selbstvertrauen, Selbstbewusstheit;
- Folgerichtigkeit üben;
- Entscheidungsfreudigkeit;
- Verzicht üben können.

Je stärker Geist, Seele und Körper ihre Widerstandsfähigkeit entwickelt haben, umso besser können sie Krankheiten trotzen.

Das Erreichen von Resilienz ist ein wichtiges Ziel, gesund im Stress leben zu können. Dabei können alle Grundregeln zum Umgang mit Stress hilfreich sein.

# Zusammenfassung

➤ *Krankheit entsteht, wenn der regulatorische Apparat des menschlichen Organismus nicht in der Lage ist, das Gleichgewicht zwischen gesundheitsfördernden (Sanogenese) und krankheitsfördernden (Pathogenese) Prozessen aufrechtzuerhalten.*

➤ *Permanent anhaltender Stress (Disstress) und die fehlende Entspannungsfähigkeit sind häufige Ursachen für die Störung des Gleichgewichts zwischen Sanogenese und Pathogenese.*

➤ *Zu den psychobiologischen Syndromen, die stressinduziert sind, gehören das Multiple Somatoforme Syndrom, Chronische Erschöpfungssyndrom und Burnout-Syndrom. Typisch für diese Syndrome ist, dass geistig-emotionale Prozesse körperlich ausgetragen werden.*

➤ *Organkrankheiten mit psychosozialer Komponente betreffen u. a. das Herz- Kreislaufsystem (koronare Herzerkrankungen, primäre Hypertonie), Atmungssystem (Asthma bronchiale), Verdauungssystem (Ulcus ventriculi et duodeni, Colitis ulcerosa, Morbus Crohn), Bewegungssystem (chronische Polyarthritis), Hautsystem (Neurodermitis, chronische Urtikaria) und das gestörte Essverhalten (Anorexia nervosa, Bulimia nervosa, Adipositas).*

➤ *Psychosozialer Stress ist bei der Entstehung dieser Krankheitsbilder mit beteiligt. Die physische und psychische Einheit des Menschen ist gestört. Psychosoziale Belastungsfaktoren sind z. B. hoher Arbeitsdruck und geringer Entscheidungsspielraum, hohe und andauernde Leistungsanforderungen, chronische Erwartungsspannungen, Ängste, aufgestaute Aggressionen, verdrängte Bedürfnisse, unbewältigte Gefühle der Hilflosigkeit, Ärger und Frust.*

- *Somatoforme autonome Funktionsstörungen sind körperliche (somatische) Beschwerden an Organen, die vom vegetativen (autonomen) Nervensystem innerviert werden, wobei keine organische Basis vorliegt.*

- *Diese psychovegetativen Störungen betreffen häufig Organe des Herz-Kreislaufsystems (Herzstechen, Herzstolpern, Schmerzen in der Brust), Verdauungssystems (chronische Dyspepsie, Colon irritable) und das vestibuläre System (somatoformer Schwindel, Tinnitus, Hörsturz).*

- *Emotionaler Stress, psychosomatische Beschwerden und der fehlende organische Befund kennzeichnen diese Funktionsstörungen. Sie sind psychisch bedingt.*

- *Psychoemotionaler Stress wird zunächst unbewusst in Dysfunktionen umgesetzt und anschließend durch Aktivierung einer körperbezogenen Wahrnehmung unterhalten und somit chronifiziert.*

- *Stressbewältigungstraining, aufdeckende Psychotherapie und Verhaltenstherapie sind Bestandteil der Behandlung dieser Funktionsstörungen.*

- *Zur Vermeidung stressbedingter Krankheiten tragen bei: kontinuierliches Eustress-Training; das Erlernen und Anwenden von Entspannungstechniken; regelmäßige Aufsteh- und Zubettgehzeiten; Abstellung negativer Charaktereigenschaften; Aufrechterhaltung von Freundschaften; gemeinsames Musizieren, Singen und Tanzen; optimistische Lebenseinstellung; Lachen, Humor und Witz; der Glaube an sich selbst; Fähigkeit zur Problemlösung und Konfliktbewältigung; ausreichende sportliche Betätigung; Vermeidung von Alkohol, Nikotin und Beruhigungsmitteln oder aufpeitschenden Mitteln; eine gesunde, mediterane Mischkost und die Erhöhung der physischen und psychischen Widerstandskraft (Resilienz).*

- *Wer den Stress beherrscht, auf die natürlichen und biologischen Rhythmen achtet, sich ausreichend Bewegung verschafft, eine ausgewogene Mischkost zu sich nimmt, Alkohol und Schlafmittel meidet, wird einen erholsamen Schlaf in der Nacht haben und am Tage gesund und leistungsfähig sein.*

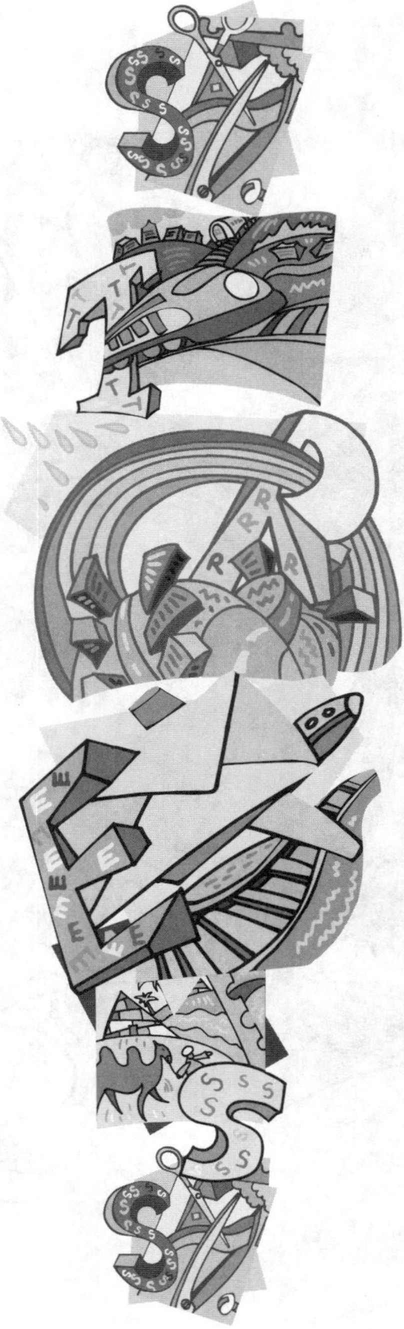

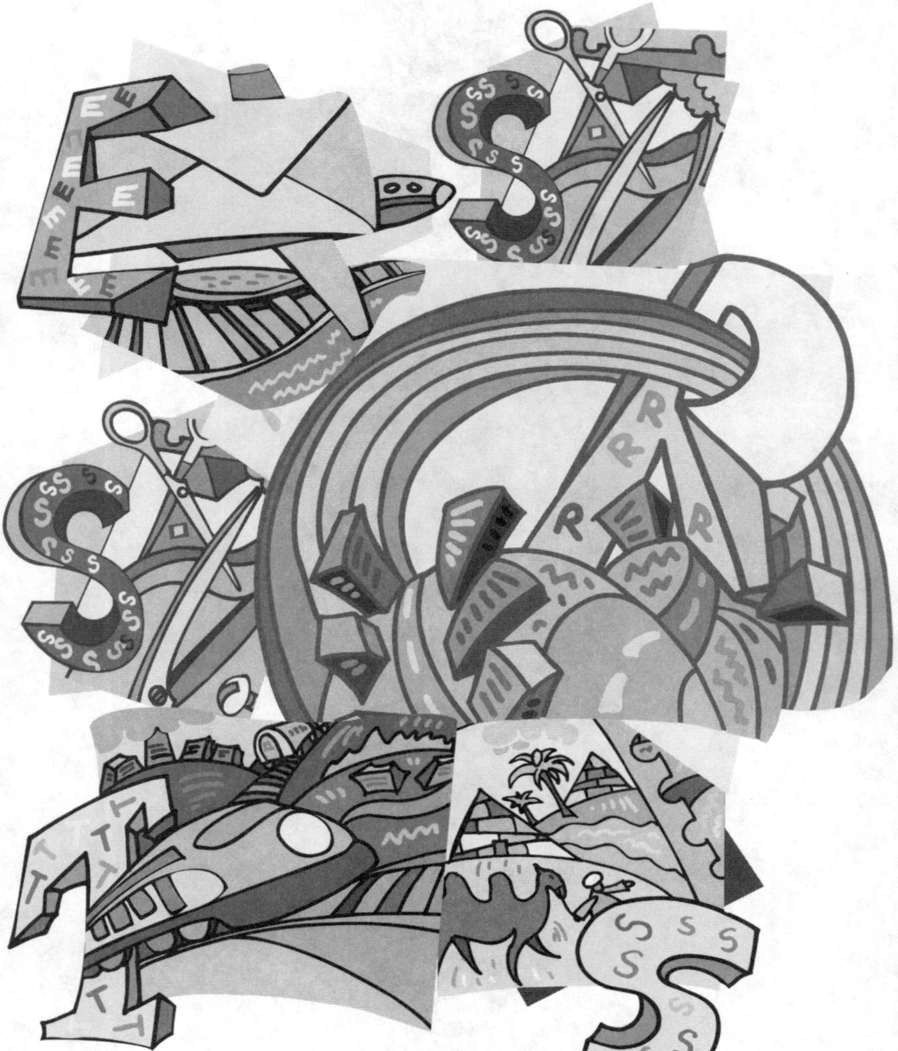

# 5 Möglichkeiten der Stressentspannung

## 5.1 Einführung

Bei vielen Menschen besteht ein Missverhältnis zwischen Anspannung und Entspannung. Dabei sind sich die meisten Betroffenen ihrer inneren Spannungen und Verkrampfungen gar nicht bewusst oder haben ein gestörtes Verhältnis zur Körperfühlsphäre. Ständige Konfliktzustände bedingen Kräfteanspannungen und Überlastungen, d.h. Verspannungen, die sich wiederum psychisch (seelisch) oder körperlich (somatisch) ausdrücken. Eine entspannungs- und ausgleichsarme Lebensführung, Reizüberflutung sowie länger anhaltende gefühlsmäßige Erregungszustände können unter Umständen zu krankhaften Reaktionen des Nervensystems führen, zunächst in Form von psychischen und körperlichen Funktionsstörungen, Überlastungsreaktionen sowie Verhaltensstörungen, d.h. frühen vegetativen und psychischen Störungen im Sinne von „Überlaufreaktionen", später als funktionell-neurotische und psychosomatische Erkrankungen infolge von anhaltenden verspannten und verkrampften Haltungen. Sie werden begleitet von einer breiten Beschwerdepalette, so z. B. Kopfschmerzen, Schlafstörungen, Magen- und Darmbeschwerden, Herzstiche, Konzentrationsunfähigkeit, schweißige Hände, Abgespanntheit und andere Erscheinungen. Der Einfluss von psychischen Entspannungsverfahren auf die Harmonisierung der nervalen Steuerungsvorgänge im Organismus spielt hier, auch im Rahmen komplexer Therapieprogramme, eine große Rolle.

Unter Betonung des psychosomatischen Aspektes erfreut sich die Psychotherapie, Psychohygiene und Psychoprophylaxe als Bestandteil der Gesunderhaltung des Menschen in der klinischen Medizin eines wachsenden Interesses, um so mehr, da geistig-seelische Konflikte mit dem Vegetativum in Wechselwirkung stehen und vegetative Dysregulationen auf die Psyche zurückwirken.

Unter prophylaktischen und leistungsfördernden Gesichtspunkten ist die psychische Entspannung aber ebenso wichtig. Besonders Menschen mit einem hohen psychischen Leistungsaufgebot müssen fähig sein, in kürzester Frist eine optimale psychische Erholung herbeiführen zu können. Also finden Entspannungsverfahren auch bei

Gesunden zur Optimierung und Ökonomisierung ihrer Lebensführung ihre Anwendung. Körperliche oder seelische Beschwerden bei Gesunden, meist als Ausdruck eines gestörten vegetativen Gleichgewichts, sind ein weiterer Angriffspunkt für entspannende Verfahren.

Schlafstörungen sind das typische Problem für überlastete und angespannte Menschen, denen Abschalten im beruflichen Tagesablauf schwer fällt, die sich auch sonst nicht von der spannungsgeladenen Alltagsatmosphäre freimachen können. Somit ist auch hier eine Behandlung durch gezielte Selbstentspannung indiziert, da so für die Anfangsstadien des Schlafes charakteristische Phänomene reproduziert werden, und die emotionale Gespanntheit gelöst wird.

Durch kurzzeitige Entspannung, in Form prophylaktischer Ruhepausen, lässt sich der Organismus aus einem ständigen und oft auch notwendigen Spannungszustand zeitweilig in einen erholsamen, beruhigenden Zustand der Besinnung und Sammlung bringen, womit der Körper auf „Spargang" eingestellt ist.

Entspannungsverfahren, die auf körpereigene Heilkräfte bauen und ein Gleichgewicht der vegetativen Funktionen herstellen, gewannen dabei in letzter Zeit besonders an Bedeutung (z. B. Ultradiane Heilrhythmen nach Rossi).

Alle Bemühungen um Entspannungsverfahren entspringen aus der Notwendigkeit für den Menschen, seine Anpassungsfähigkeit zu verbessern und vermeidbare Schädigungen auszuschalten, da unserem Organismus nur ein bestimmtes Anpassungsvermögen an die Erfordernisse der modernen Umwelt gegeben ist. Es ist also wichtig, die Konzentrations- und Mobilisationsfähigkeit, die Umschaltfähigkeit, die emotionale Umstimmung, die Erholung und den Schlaf auch für Extremsituationen zu erlernen bzw. zu vervollkommnen.

Ergebnis bzw. Ziel jeder Entspannungsbehandlung ist es, reflektorisch, d.h. ohne besondere Anstrengung, durch Übungen zu innerer Ruhe und körperlicher Entspannung zu kommen. Entspannung wird in der Psychotherapie methodisch hervorgerufen, meist in körperlicher Ruhe, unter Anwendung autosuggestiver Verfahren. Damit spezifisch verbunden sind Veränderungen des Bewusstseinszustandes, die unter Beteiligung von Suggestion und Konzentration zustande kommen.

Die Suggestion beruht auf der erwiesenen Tatsache, dass Vorstellungen von körperlichen Abläufen diese bereits in Gang setzen. Der Vorgang der Suggestion ist auf bedingte Reflexe und Kommunikationsvorgänge zurückzuführen.

Die Konzentration beschreibt eigentlich die mit vorsätzlicher Anspannung verbundene willkürliche Aufmerksamkeit. Hier geht es jedoch um die passive Konzentration als Zustand besonders gezielter Aufmerksamkeit ohne subjektive Anspannung. Sie ist nur schwer willkürlich herbeizuführen, aber entscheidend für die autogene Entspannung. Im Allgemeinen ist für die Entspannung die konzentrative Zuwendung auf ein möglichst begrenztes Gebiet, also eine Verengung des Aufmerksamkeitsbereichs notwendig. Bei Konzentration auf möglichst wenige äußere Einflüsse ist der Erfolg einer Autosuggestion größer, d.h. es ist leichter, sich selbst körperliche Phänomene zu suggerieren. Diese Vorstellungen tragen wiederum die Tendenz in sich, zu Wahrnehmungen zu werden, indem es zu einer bedingt-reflektorischen Verbindung von bestimmten Vorstellungen mit Reaktionen im körperlichen Bereich kommt.

Es ist immer zu beachten, dass psychische Veränderungen durch ein komplexes System miteinander agierender Verhaltenskomponenten zustande kommen. Diese lassen sich dem motorischen, kognitiven oder physiologischen Reaktionssystem zuordnen und hinterlassen somit in der Regel auch in allen drei Reaktionssystemen variierende Auswirkungen, welche nicht nur adaptiv zur Gesamtproblematik beitragen, sondern auch sich gegenseitig beeinflussen, sowie ursächlich am Aufbau und der Aufrechterhaltung von Störungen in allen Reaktionssystemen beteiligt sind.

In unserer Nonstop-Gesellschaft, gemeint ist die schnelllebige Zeit, sollte jeder Mensch über ein Entspannungs- und Konzentrationsverfahren verfügen, dass er in belastenden Situationen anwenden kann. Der Mensch darf nicht nur nach außen orientiert sein, er sollte auch eine Innenschau halten, um zu sich selbst zu finden und neue Kraft zu schöpfen.

## 5.2 Methoden zur Stressentspannung

### 5.2.1 Autogenes Training nach I. H. Schultz

Aus der Erkenntnis heraus, dass nervöse Störungen Folgen innerer Spannungen sind, die durch bewusste oder unbewusste Konflikte entstehen und nur durch die aktive Mitarbeit des Betroffenen behoben werden können, wurde in den zwanziger Jahren von Schultz eine Selbstentspannungsmethode entwickelt, die sich bis heute bewährt hat und weltweite Verbreitung fand. Diese Methode gestattet es, in der Selbstübung einen der Hypnose ähnlichen Zustand herbeizuführen, welcher Ergebnis einer aktiven Leistung des Übenden ist und ihn vom Hypnotiseur unabhängig macht. Er ist somit in der Lage, im Gegensatz zur eigentlichen Hypnose mit der passiven Hingabe an den Hypnotiseur, den Grad der Entspannung konzentrativ in hohem Maße selbst zu beherrschen. Deshalb nannte Schultz das von ihm entwickelte Verfahren „Autogenes Training", konzentrative Selbstentspannung.

Worauf beruhen die Vorgänge, auf denen dieses Verfahren aufgebaut ist?

Eine wesentliche Rolle spielt hierbei die Suggestion. Man versteht darunter die Tatsache, dass jede Vorstellung in Bezug auf unseren Körper auch körperliche Reaktionen nach sich zieht. Solche Autosuggestionen realisieren sich gut, wenn man sich in Ruhe befindet und unter keinen größeren Beschwerden leidet. Sie gelingen schlecht bzw. gar nicht, bei Schmerzen oder Unruhe, gerade dann also, wenn man sie am nötigsten brauchen könnte.

Beim Autogenen Training werden deshalb solche autosuggestiven Vorstellungen eng verbunden mit der lautlosen inneren Formulierung dessen, was man sich vorstellt. Dadurch wird erreicht, dass im Verlaufe der ständigen Wiederholung der Effekt weniger autosuggestiv, sondern immer mehr reflektorisch durch die „Formel“ hervorgerufen wird. Autogenes Training kann also auch als die gezielte Herausbildung bedingter Reflexe verstanden werden. Wird dieser Zustand erreicht, kann der Patient auch in Situationen, in denen es ihm nicht gelingt, sich lebhaft in beruhigende Vorstellungen hineinzuversetzen, durch entsprechende „Formeln“ eine reflektorische Wirkung und somit eine autogene Umschaltung erzielen.

Neben der Suggestion kommt dem Konzentrationsproblem beim Autogenen Training eine entscheidende Bedeutung zu. Für das Erreichen eines hypnotischen Zustandes ist eine spezifische Bewusstseinsveränderung notwendig, die als passive Konzentration bezeichnet wird. In dieser Formulierung wird zum Ausdruck gebracht, dass man sich einerseits ganz auf eine Sache einstellen soll, zum anderen aber jede Willensanstrengung zu vermeiden ist.

Ein solcher Zustand ist z.B. vom Musikhören bekannt. Hier ist man ganz von einer Sache erfüllt, ohne jegliche Aktivitäten zu zeigen. Passive Konzentration ist also mehr ein Geschehenlassen als ein Tun. Im Verlaufe der Übungen gelingt es immer besser, sich körperliche Erscheinungen vorzustellen, durch entsprechende Formeln zu gegenwärtigen sowie andere Gedanken, die sich beim Üben unvermeidlich einstellen, immer mehr in die Ferne zu rücken. Man überlässt sich seinen Empfindungen, und in der Haltung des Geschehenlassens gleitet man in eine Entspannung, die in fortgeschrittenen Stadien auch als „Versenkungszustand“ bezeichnet werden kann.

Die angestrebte Entspannung von Körper und Psyche wird beim Autogenen Training in einzelnen Übungsstunden erlernt, von denen jede ein bestimmtes Gebiet oder Organsystem des Körpers erfasst. Dazu zählen: Muskeln, Blutgefäße, Herz, Atmung, Bauchorgane und der Kopf. Bei der Ausarbeitung dieses Systems ließ sich Schultz von der Beobachtung leiten, die er beim Studieren des hypnotischen Zustands machte. Er stellte fest, dass in den Hypnoseprotokollen seiner Versuchspersonen gleichartige Mitteilungen über Empfindungen von Schwere und Wärme (besonders in den Gliedmaßen), Ruhigstellung von Herz und Atmung, Wärmeempfindung im Leib sowie Kühle der Stirn gemacht wurden. Diese subjektiven Wahrnehmungen ließen sich auch als objektive körperliche Veränderungen nachweisen und bildeten zugleich die Grundlage für die Entwicklung des Übungsverfahrens des Autogenen Trainings, wie es noch heute angewendet wird.

Beim Erlernen des Autogenen Trainings steht man jedoch vor einigen Schwierigkeiten:

1. Einmal handelt es sich um die mangelhafte oder völlig fehlende Rückmeldung des vorhandenen Zustandes, auf den man Einfluss nehmen möchte. Das führt oft dazu, dass der Übende eine ablehnende Haltung gegenüber dem Training einnimmt, weil er vom Eintritt einer Reaktion nichts verspürt hat und zu der Meinung gelangt, die Übung sei erfolglos geblieben.
2. Das Erlernen benötigt einen Zeitraum von etwa 7 Wochen.
3. Vielen Entspannungssuchenden gelingt es nicht, in Anwesenheit anderer das gewünschte Ziel zu erreichen.

***Wie wird das Autogene Training durchgeführt?***

Ruhe, Schwere, Wärme, Herz, Atmung, Bauch und Stirn sind Begriffe, die beim Autogenen Training eine Rolle spielen (Hennig, M. 2000) Jede der nun folgenden Übungen sollten eine Woche lang mehrmals täglich für etwa 5 Minuten geübt werden.

- Ruhe

Beim Training der Ruhe nimmt man eine bequeme Körperhaltung im Sitzen oder Liegen ein. Dann atmet man tief ein und schließt beim Ausatmen die Augen. Von Geräuschen und Gedanken distanziert man sich durch inneres Sprechen von Formeln wie: „Geräusche sind mir gleichgültig“ und „Gedanken verfliegen“. Diese Formeln werden gedanklich mehrfach gesprochen. Von Geräuschen und Gedanken befreit, kann jetzt suggeriert werden: „Ich bin ganz ruhig“; „Ich bin ruhig und gelassen“. Auch diese Formeln werden mehrmals hintereinander verinnerlicht.

Am Ende der Übungen schließt sich die Rücknahme an. Sie erfolgt durch tiefes Einatmen, mehrfaches Beugen und Strecken der Unterarme im Ellenbogengelenk sowie durch das Öffnen der Augen.

- Schwere

Die Schwere beim Autogenen Training bedeutet Muskelentspannung. Sie erfolgt zunächst in den Armen, dann in den Beinen und schließlich im ganzen Körper. Nach Einnehmen der bequemen Körperhaltung wird der rechte entspannte Arm leicht angehoben, dann fallen gelassen und nun spürt man die Schwere und Muskelentspannung im rechten Arm. Analog wird mit dem linken Arm und den Beinen nacheinander verfahren. Suggestive Formeln zur Unterstützung der Schwere sind: „Mein rechter Arm ist ganz schwer“; „Mein linker Arm ist ganz schwer“; „Mein rechtes Bein ist ganz schwer“; „Mein linkes Bein ist ganz schwer“. Letztlich wird die Muskelentspannung im ganzen Körper erlebt.

Am Ende der Übung erfolgt die Rücknahme, wie sie schon bei der Ruheübung praktiziert wurde.

- Wärme

Bedingt durch die Konzentration auf die Wärme kommt es zur Weitstellung der Blutgefäße im jeweiligen suggerierten Körperabschnitt. Voraussetzung ist natürlich die Einnahme der bequemen Körperhaltung. Einhergehend mit der Ausatmung breitet sich eine warme Welle im rechten Arm bis hin zu den Fingerspitzen aus. Es wird mehrfach suggeriert: „Mein rechter Arm ist angenehm warm, er ist warm". Unter Verwendung dieser bildhaften Vorstellung wird analog mit dem linken Arm und den Beinen verfahren. Dabei wird mehrfach suggeriert: „Mein linker Arm ist angenehm warm, er ist warm"; „Mein rechtes Bein ist angenehm warm, es ist warm"; „Mein linkes Bein ist angenehm warm, es ist warm".
Am Ende der Übung erfolgt die gewohnte Rücknahme, die mit der Öffnung der Augen abgeschlossen ist.

#### *Was wurde mit diesen Basisübungen des Autogenen Trainings erreicht?*

Mit der Ruheübung wurde der Übergang von der Außenwelt zur Innenwelt hergestellt. Sie gilt als Ausgang für die weiteren Übungen des Autogenen Trainings. Unnötige Gedanken spielen keine Rolle mehr und äußere Einflüsse werden nicht mehr wahrgenommen, sie sind momentan bedeutungslos.

Die Schwereübung führt zur wohltuenden Muskelentspannung. Es wird eine muskuläre Gesamtentspannung erreicht.

Die Wärmeübung geht mit der Weitstellung der Blutgefäße einher und es wird eine tiefe physische und psychische Ruhe erreicht.

Nach dem Ruhetraining, der Muskelentspannung und Förderung der Durchblutung der Skelettmuskulatur folgen nun Übungen zur suggestiven Beeinflussung innerer Organe (Herz, Lunge, Baucheingeweide, Kopf).

- Herz

Nach Einnahme der gewohnten und bequemen Körperhaltung, wird die rechte Hand auf die linke Brustkorbhälfte neben dem Brustbein gelegt, sodass der Herzschlag wahrgenommen werden kann. Bei geschlossenen Augen widmet man sich dem zuverlässigen Schlagen des Herzens und verbindet dieses mit der Vorstellung, dass das Blut durch die Gefäße strömt. Man suggeriert sich mehrfach: „Mein Herz schlägt ruhig und gleichmäßig". Im Anschluss erfolgt die gewohnte Rücknahme.

Mit der Herzübung wird der Blutkreislauf unterstützt und die Durchblutung gefördert. Die Herzfrequenz soll bei dieser Übung nicht beeinflusst werden!

- Lunge

Im Anschluss an die gewohnte Körperhaltung wird die Aufmerksamkeit auf die Atmung gerichtet, ohne sie willentlich zu beeinflussen.

Der eigenen Atmung wird in der Entspannung einfach zugeschaut. Das Ein- und Ausatmen ist ein ständiges Kommen und Gehen, vergleichbar mit Flut und Ebbe. Mit der Flut erfolgt die aktive Einatmung und mit der Ebbe die passive Ausatmung. In Verbindung mit dieser bildlichen Vorstellung wird suggeriert: „Meine Atmung ist ruhig und gleichmäßig"; „Es atmet mich, es atmet mich". Zum Schluss erfolgt die Rücknahme.

- Baucheingeweide

Nach Einnahme der Ruheposition wird die Konzentration auf das Solargeflecht (Plexus solaris), ein vegetatives Nervengeflecht im Bauchraum, gelenkt. Der Begriff Solargeflecht beinhaltet das Wort Sonne. Nun erfolgt die Vorstellung, dass im Bauchraum die „eigene Sonne" langsam aufgeht und ihre wärmenden Strahlen nach und nach die Baucheingeweide erfasst. In Verbindung mit dieser bildlichen Vorstellung wird mehrfach suggeriert: „Meine Bauchsonne strahlt Wärme aus, sie strahlt Wärme aus". Beendet wird diese Übung mit der Rücknahme.

- Kopf

Stress und Aufregung beginnen im Kopf. Deshalb soll man in Beanspruchungssituationen „einen kühlen Kopf" behalten, sagt der Volksmund. Wie wohltuend ist eine Kühlung des Kopfes nach einem ausgedehnten Spaziergang in der Sonne?

In der eingenommenen entspannten Körperlage stellt man sich eine Fahrt mit dem Motorrad vor. Man verspürt den Fahrtwind, der den Kopf frei macht und ihn kühlt. Begleitend wird mehrfach suggeriert: „Meine Kopf ist klar und frisch, er ist frisch". Mit der Rücknahme wird die Übung abgeschlossen.

***Was wurde mit diesen erweiterten Übungen des Autogenen Trainings erreicht?***

Mit der Herzübung wird der Blutkreislauf unterstützt und die Durchblutung gefördert.

Die Atemübung führt zu einer allgemeinen Beruhigung der Atembewegung. Sie vertieft die Gesamtentspannung des Körpers.

Die Solargeflechtübung verbessert die Durchblutung der Bauchorgane. Der Stoffwechsel wird angeregt und es wird Vorsorge für zahlreiche Störungen im Magen-Darmbereich getroffen. Zu den Störungen gehören u. a. Durchfall, Verstopfung und Geschwüre. Nervöse Reize, die unter Stressbedingungen den Magen-Darmkanal negativ beeinflussen, werden abgefangen und unwirksam gemacht.

Die Kopfübung bewirkt nicht nur eine Kühleempfindung der Stirn, sondern auch eine allgemeine Entspannung der mimischen Gesichtsmuskulatur. Der Kopf wird mit dieser Übung entlastet.

### 5.2.2 Progressive Muskelrelaxation (PMR) nach E. Jacobson

Die PMR wurde vom amerikanischen Arzt Prof. Edmund Jacobson (1885 – 1976) entwickelt. Zu Beginn der 30iger Jahre stellte er die Methode an der Universität in Chicago erstmals der Öffentlichkeit vor. E. Jacobson erkannte den Zusammenhang zwischen „psychischer Anspannung“ und „physischer Verspannung“ (Muskelverspannung). Ängste, Ärger und Stress führen zu einem chronisch erhöhten Muskeltonus, der viel Energie verbraucht.

Muskelentspannung geht mit Stressabbau einher und fördert die Gesundheit. Die PMR kann als eine ganzheitliche Methode eingeschätzt werden. Auf der geistigen Ebene werden innere Ruhe und Gelassenheit erreicht und auf der körperlichen Ebene Muskelentspannungen.

Effekte, die mit der PMR erreicht werden:

- man kommt zur Ruhe;
- Schulung der An- und Entspannung der Skelettmuskulatur und der damit einhergehenden Empfindungen;
- Entwicklung eines „Muskelsinnes“;
- Verspannungen werden immer differenzierter wahrgenommen;
- Optimierung der Atmung;
- Entspannung im vegetativen Nervensystem.

Im Alltag werden „psychische Anspannung“ und „physische Verspannung“ frühzeitig erkannt und man kann rechtzeitig mit kurzen Entspannungsübungen entgegen wirken. Die Fähigkeit zur Muskelentspannung, inneren Gelassenheit und Ruhe fördert die Gesundheit.

### *Durchführung der progressiven Muskelrelaxation*

#### *1. Prinzip der Übungen*

- Die Übungen dienen dem bewussten Erleben von Anspannung und Entspannung. Dazu werden Muskelgruppen des Körpers zunächst angespannt und dann entspannt. Es ist dabei auf die auftretenden Veränderungen und Empfindungen zu achten.
- Im Prinzip werden alle Skelettmuskeln nacheinander angespannt und dann entspannt.

#### *2. Vorbereitung der Übungen*

- Schalten Sie Störquellen aus.
- Verwenden Sie eine Übungsmatte als Unterlage.
- Ziehen Sie bequeme Kleidung an.

#### *3. Durchführung der Übungen*

- Üben Sie mindestens einmal am Tag.
- Die Übungszeit beträgt ca. 20 Minuten.
- Die Anspannung der Muskelgruppen sollte etwa 7 Sekunden dauern und die folgende Entspannung 30 Sekunden.
- Die Übungen der Arm- und Beinmuskulatur werden zunächst einzeln durchgeführt.
- Muskelgruppen, die momentan nicht von der Übung betroffen sind, bleiben entspannt.
- Während der Übungen ist ruhig und gleichmäßig zu atmen.

#### *4. Ablauf der Übungen (Anspannung – Entspannung)*

- Ballung der Faust, Entspannung;
- Unterarm anwinkeln und Bizeps anspannen, Entspannung;
- gestreckter Unterarm gegen die Unterlage drücken, Entspannung;
- Augebrauen hochziehen, Entspannung;
- Nase rümpfen, Entspannung;
- Lippen aufeinander pressen, Entspannung;
- Augen schließen, Bulbusbewegungen, Entspannung;
- Kinn auf das Brustbein legen, Entspannung;
- Kopf auf die rechte und linke Schulter legen, Entspannung;

- Zähne fest aufeinander beißen, Entspannung;
- Schultern nach unten ziehen, Schulterblätter in Richtung Wirbelsäule bewegen, Entspannung;
- Bauchdecke vorwölben, Entspannung;
- Hohlkreuz bilden, Entspannung;
- Gesäßmuskeln anspannen, Entspannung;
- Ferse gegen den Boden drücken, Entspannung;
- Zehen zum Schienbein ziehen, Entspannung;
- alle Muskeln anspannen, Entspannung;
- Recken und Strecken als Rücknahme der Übungen.

### 5.2.3 Ultradianer Stress – Ultradiane Heilrhythmen nach E. Rossi

Nach der Entdeckung des REM-Schlafs durch Aserinski und Kleitman wurde die Frage gestellt, ob sich der Zirka-2-Stunden-Rhythmus des REM-Schlafzyklus auch am Tage nachweisen lässt. Das ist in der Tat gelungen. Kleitman beschrieb den Basis-Ruhe-Aktivitäts-Zyklus (Basic Rest Activity Cycle = BRAC), der in der Folgezeit von zahlreichen Wissenschaftlern weiter erforscht wurde. Er ist durch eine Zirka-2-Stunden-Periodik gekennzeichnet und spiegelt sich in einer Aktivierungsphase von 80 bis 120 Minuten und einer Deaktivierungsphase (Regenerationsphase) von 10 bis 30 Minuten wider.

In der Aktivierungsphase bestehen gute Stimmung, Kraft- und Stärkegefühl, Kreativität, Entscheidungsfreudigkeit, Selbstbewusstsein, das Gefühl, energiegeladen zu sein. Man fühlt sich straff, gespannt, mutig, risikofreudig, „also immer gut drauf“. Plötzlich verspürt man ein Nachlassen der Kräfte. Zur gleichen Zeit geht nämlich die Aktivierungsphase zu Ende, und nun beginnt die zweite Phase mit Funktionszuständen, die man Alltagstrance nennt.

Alltagstrance ist ein scheinbar spontan auftretender Bewusstseinszustand, der zwischen Wachsein und Schlaf liegt. Die Alltagstrance wurde 1850 erstmalig von dem französischen Neurologen Jean-Martin Charcot erwähnt. Alle kennen und erleben ihn, aber kaum einer kennt seine Ursache, z.B. der Manager, der ausgerechnet dann davon befallen wird, wenn sein Chef ihm in einer Dienstberatung eine wichtige Frage stellt. Der Student, der die Vorlesung seines Professors vorbeirauschen hört, aber keine Inhalte mehr erfasst. Der Autofahrer, der sich plötzlich am Ziel sieht, ohne sich erinnern zu können, wie die letzten 15 Minuten vergangen sind. Der so genannte zerstreute Professor, der im Restaurant den Kellner fragt, wann er endlich das Essen bekommt: „Aber Herr Professor, Sie wurden bereits bedient und haben gegessen.“

Der Pförtner, der plötzlich nur einen Schatten vorbeihuschen sieht, aber nicht mehr weiß, wer das Haus betreten hat.

Alltagstrance kommt in unbegrenzten Varianten und Verhaltensmustern, sogar bei derselben Person vor, z.B. in der Form:

- entspannter, ruhiger oder leerer Gesichtsausdruck;
- abwesender Blick;
- Gähnen, tiefe Atemzüge;
- unwillkürliches Seufzen;
- Verlangsamung der Reflexe bis zur Schwerfälligkeit;
- Bedürfnis, sich zu recken, aufzustehen und sich zu bewegen;
- Bewegungsdrang;
- Magenknurren, plötzlicher Hunger;
- plötzlicher Schluckauf oder Rülpser;
- Bedürfnis auf die Toilette zu gehen;
- abwesendes Spielen mit den Fingern;
- abwesendes Kritzeln, „Männchen malen“;
- zeitweiliger Verlust des Hörens;
- Abschalten von der Außenwelt;
- Tagträumen;
- Schläfrigkeit;
- Gedankenspiel, Phantasien;
- sich wie ein Betrachter der Außenwelt fühlen.

Während der Alltagstrance ist ein Gemisch von Alpha- und Theta-Wellen im EEG nachzuweisen, also ähnlich dem NONREM-Stadium 1. Der Sinn und Zweck von Alltagstrance ist eine natürliche physiologische Erholung und Regeneration der verbrauchten Energie. Nach heutiger Auffassung dient diese Regenerationsphase des BRAC, die mit der Alltagstrance einhergeht, dem Austausch zwischen geistig-seelischen und körperlichen Prozessen, der über Botenstoffe erfolgen soll. In der Aktivierungsphase werden in erster Linie im EEG Betawellen, in der Deaktivierungsphase Alpha- und Thetawellen nachgewiesen. Die meisten Menschen unserer Gegenwart ignorieren die mit Alltagstrance einhergehende regenerierende Phase des BRAC oder bemühen sich, diese durch „koffeinhaltige Getränke“ zu überwinden, anstatt sie durch eine kurze Pause richtig auszuagieren und zu „genießen“.

Bei häufigem Nichtbeachten der Deaktivierungsphase des BRAC wird der ultradiane Disstress verursacht, der dann Zeichen erhöhter Müdigkeit, innerer Erregung, Schlafstörungen, Leistungsverlust, depressiver Verstimmung usw. zeigt.

Die meisten Menschen können den BRAC überhaupt nicht wahrnehmen, befinden sich im ultradianen Stress und sind deshalb behandlungsbedürftig. Rossi hat die psychotherapeutische Methode der „ultradianen Heilung" eingeführt, mit der der Verlust der Alltagstrance, des BRAC, und somit der ultradiane Stress beseitigt werden kann.

***Die vier Stadien des ultradianen Stresses nach Rossi:***

**1. Mach-Mal-Pause-Signale:**
Der Körper hat seine Energiereserven aufgebraucht, das Körper-Seele-Gleichgewicht ist gestört.

**2. High von den eigenen Hormonen:**
Überschuss an Aktivierungshormonen im Blut. Der körperliche und seelische Erschöpfungszustand wird durch die körperlichen Opiate (Endorphine) „betäubt". Es wird Wohlbefinden unter Stress vorgetäuscht. Schlafstörungen gehen damit einher.

**3 An der Schwelle von Funktionsstörungen:**
Die Vorräte im Körper, besonders in den Hirnzellen, sind aufgebraucht, das Nervensystem ist mit Botenstoffen (Transmittern) angereichert. Nichts funktioniert mehr. Psychische und körperliche Funktionsstörungen treten auf.

- Neigung zu Unfällen, Ungeschicklichkeit;
- Beurteilungsfehler, Fehlentscheidungen;
- wiederholte Rechtschreib-, Tipp- und Rechenfehler;
- Gedächtnisstörungen;
- Versprecher, falsche Wortwahl;
- Anfälle von Ungeduld und Reizbarkeit;
- Taktlosigkeit im zwischenmenschlichen Bereich.

**4 Der Körper rebelliert:**
Werden die Ruhebedürfnisse von Körper, Geist und Seele immer noch nicht beachtet, entwickeln sich jetzt psychosomatische Erkrankungen. Die Körpersymptome und Krankheiten werden durch eine sich anreichernde Wirkung des chronisch hohen Spiegels an Stress-Botenmolekülen verursacht. Psychische Störungen, Schlafstörungen und psychosomatische Symptomatik zeigen sich in Form des Burnout-Stress-Syndroms.

***Die vier Stadien der ultradianen Heilung nach Rossi:***

Das Ziel dieser chronopsychotherapeutischen Methode besteht im aufeinander folgenden Erreichen folgender Stadien:

**1** Erkennen der Pausensignale des BRAC;

**2** Zugang zur tieferen Atmung;

**3** Seele-Körper-Heilung;

**4** Innere Erneuerung und Wiederherstellung des normalen Wachzustancs des Geistes.

Die Chronopsychotherapie wird gewöhnlich in zwei Formen durchgeführt:

a) 12-Wochen-Kurse, jeweils 2 Stunden pro Woche;
b) internatsmäßige Wochenendkurse von Freitag bis Sonntag.

Diese Methode der Chronopsychotherapie wird von verschiedenen Psychologen auch bei Schlafstörungen erfolgreich praktiziert.

## 5.2.4 Minischlaf nach K. Hecht

Ein Minischlaf ist ein kurzer Schlaf am Tage von einer Dauer von 10 bis 20 Minuten. Ein über die Zeit hinausgehender Schlaf führt gewöhnlich zu einem Trancezustand, aus dem der Betreffende Mühe hat, wieder herauszukommen.

Ein Minischlaf, z. B. in der Mittagspause, wirkt erfrischend, entspannend, leistungsfördernd, kreativitätsanregend, gesundheitsstärkend und Kräfte spendend.

Der Minischlaf am Tage

- schützt vor Herzinfarkt; stärkt das Selbstbewusstsein;
- verbessert den Gesundheitszustand;
- stärkt das Gedächtnis;
- erhöht die psychomotorische Koordination;

- schärft die Sinne; verbessert die Zeitwahrnehmung;
- steigert die gute Stimung;
- schafft Harmonie nach außen und nach innen;
- entwickelt die Fähigkeit zur Relaxation;
- erhöht die Widerstandskraft gegen Stress und Lärm;
- steigert die Arbeitsproduktivität.

### *Wie kann man den Minischlaf erlernen?*

Folgende Vorbedingungen sind zu beachten:

- keine Reizmittel
  4-6 Stunden zuvor keine koffeinhaltigen und alkoholischen Getränke zu sich nehmen und keine psychotropen Medikamente einnehmen;
- Zeitpunkt auswählen
  Etwa alle 4 Stunden tritt eine erhöhte Schlafbereitschaft bzw. Schlafneigung auf. (z. B. 09.00; 13.00; 17.00; 21.00 Uhr). Diese kann zum Minischlaf genutzt werden. Das eigene Schlaffenster (Schlafneigung) kann durch Selbstbeobachtung ausfindig gemacht werden.
- Ruhemöglichkeit vorbereiten
  Der Minischlaf kann im Liegen oder Sitzen durchgeführt werden. Es muss eine entspannte Position erreicht werden.
- Störfrei
  Störfaktoren ausschalten.
- Beleuchtung im Raum
  Sie ist nach individuellem Bedarf und Stimmung auszuwählen. (hell, dunkel, Dämmerbeleuchtung). Bei jeder Übung sollen die gleichen Bedingungen gegeben sein.
- Zeitkontrolle
  Der Minischlaf soll nicht länger als 10 bis 20 Minuten ausgedehnt werden. Man stellt sich den Wecker für die vorgesehene Zeit ein.

### *Durchführung des Minischlafs*

- Nehmen Sie bequem in einem Sessel Platz und lagern die Füße möglichst hoch.
- Entspannen Sie Ihre Muskeln, schließen Sie die Augen und nehmen Sie bewusst Ihre Atemzüge war.

- Schwingen Sie mit den Atemzügen (Einatmen, Ausatmen, kurze Pause) gedanklich mit und fühlen Sie sich wie auf einer Schaukel oder Meereswelle. Auf diese Weise kann erreicht werden, dass Sie sich leicht und schwerelos fühlen. Lassen Sie keine erregenden Gedanken aufkommen.
- Die Dauer des Minischlafs soll 10 bis 20 Minuten betragen. Für Menschen mit einem niedrigen Blutdruck reicht eine Entspannungszeit von 10 Minuten aus. Eine längere Entspannung würde sonst zu einem weiteren Absinken ihres Blutdrucks führen.
- Wenn die Zeit vorüber ist, dann recken und strecken Sie sich, stehen langsam auf und führen eine kurze Gymnastik durch oder benetzen Ihr Gesicht mit kaltem Wasser. Im Anschluss widmen Sie sich gleich wieder Ihren Tagesablauf.

Der Minischlaf ist mehrmals am Tag zu wiederholen. Der einsetzende Trainingseffekt führt zur Optimierung der Leistungsfähigkeit. Das Erlernen des Minischlafs am Tage wird erleichtert, wenn immer die gleiche Übungszeit und Übungsumgebung gewählt wird. Der Minischlaf kann so wertvoll sein wie 2 bis 4 Stunden Nachtschlaf.

Wer den Minischlaf am Tage ausübt

- schläft nachts besser und kommt mit weniger Nachtschlaf aus;
- kann mit Stress besser umgehen;
- ist seelisch fit und ausgeglichen;
- ist geistig auf der Höhe;
- erhält seine Gesundheit und hat die Chance, länger in bester Gesundheit zu leben!

Eine andauernde Anspannung während des Tages, ohne eintretende Entspannung, führt zur Überlastung des Regulationsapparats des menschlichen Organismus. In der Folge entstehen Stress-Syndrome und Krankheiten.

### 5.2.5 Musik und psychische Entspannung

Der Zustand der Entspannung wird von vielen Menschen durch entsprechende Verhaltensweisen erreicht. Spaziergänge, Rauchen (?), das Hören von Musik, Stricken u. a. werden als entspannend empfunden. Aber für diejenigen, die sich nicht allein entspannen können, benutzt man Musik. Die Musik ist verschiedenartig. Es gibt Menschen, die mit Marschmusik oder mit Popmusik entspannen, andere wiederum nur mit klassischer Musik.

In das Spektrum der direkten Beeinflussung durch Musik gehört nicht nur, dass die Musik im Sinne der Entspannung, sondern auch im Sinne einer Spannungserzeugung eingesetzt wird. Dabei ist das Verhältnis Spannung – Entspannung von großer Bedeutung. In der Freizeit versucht man Verspannungszustände zu lösen, die häufig im einseitig beanspruchenden Leben entstehen. Das geschieht nicht immer mit spezifischen Entspannungsübungen. Oft greift man zu spannenden Büchern oder sieht spannende Filme, um zu entspannen.

In der Musik läuft es etwa ähnlich ab. Entspannung braucht nicht immer nur Ablenkung zu sein, sondern kann sich in einem Zustand des intensiven Empfindens repräsentieren. Voraussetzung dafür ist die Aktivität. Der Effekt der Anregung bzw. der Entspannung ist abhängig vom Verhältnis von Information und Redundanz. Bei der komponierten Musik wird die Spannung immer wieder neu erzeugt. Die Musik setzt sich aus einer Folge von akustischen Ereignissen zusammen. Jedes Zeichen vermittelt eine Information an den Hörer. Durch die Musik wird die Aufmerksamkeit eingeengt. Die musikalische Entspannung geht einher mit einem angstlösenden Effekt.

Musik zur Entspannung hat zunächst eine direkte muskelentspannende Wirkung, sie kann aber auch eine emotionale Wirkung haben. Diese letztere darf niemals stören, sondern muss eine Gemütsglättung mit sich bringen. Sie kann zur Vorbereitung und auch zur Vertiefung der Entspannung eingesetzt werden. Die Musik kann einen Schutz vor Überbeanspruchung bieten.

Entspannung, Tiefenentspannung (Relaxation) und Beruhigung sind nicht einander gleichzusetzen. Um diese Zustände zu erreichen, müssen zwei verschiedene Musikstücke gewählt werden. Wenn die gewöhnlichen Entspannungsübungen nicht mehr genügen, wird die Tiefenentspannung benötigt. Für diese Vertiefung der Entspannung muss das Wort mit der Musik verbunden werden. Spezifische Methoden dafür sind z. B. Autogenes Training und Yoga.

Die Auswahl der Musikstücke ist sehr groß. Welche Musik angewandt wird, richtet sich nicht nur nach musikalischen Kriterien, sondern ist auch abhängig von Hörgewohnheiten und musikalischen Erfahrungen des Betroffenen. Das musikalische Entspannungstraining erfordert keine lange Vorbereitung und nicht das Erlernen von Techniken wie andere Übungen.

#### *Zur Auswahl der Musik*

- Musikstücke sollen immer kurz sein, nicht länger als 10 - 15 Minuten.
- Musik mit z. B. 70 Dezibel kann mit vielen niedrigen und wenigen hohen Frequenzen zusammengesetzt sein oder auch mit vielen hohen und wenig niedrigen Frequenzen. Im ersten Fall kann diese Musik für eine tiefe physiologische Entspannung gut sein.

- Auch das Tempo ist wichtig. Um eine Entspannung zu erzielen, muss das Tempo 56 (Metronom) eingehalten werden.
- Die Musik zur Entspannung hat noch einige musikalische Besonderheiten. Sie ist meistens einförmig (hohe Redundanz), häufig enthält sie jedoch Kontrasteffekte.
- Musik für Tiefenentspannung darf nicht affektgefüllt sein. Sie muss im Gegenteil möglicherweise neutral sein, sonst könnten Gefühle auftreten, die die Entspannung stören.

Verspannungslösende Wirkung darf nicht mit Konflikt- oder Problemlösung verwechselt werden. Musik hat die Aufgabe, den neurotischen Konflikt dem Bewusstsein fernzuhalten, sie unterstützt die Verdrängung von Konflikten.

#### Regulative Musiktherapie als Entspannungsverfahren

Das Hören von Musik hat Einfluss auf die Phantasie, erweitert und vertieft den Erlebnisraum und hat auch Einfluss auf körperliche Funktionen. Die regulative Musiktherapie unterscheidet sich von anderen Entspannungsverfahren dadurch, dass sie nicht ausschließlich auf die Beeinflussung und Wahrnehmung von Körperfunktionen gerichtet ist, sondern auch Gedanken, Gefühle und Stimmungen sowie die Wahrnehmung von Musik mit einbezieht.

Es bestehen Ähnlichkeiten mit der konzentrativen Entspannung hinsichtlich des Umgangs mit dem Körper. Bei einer beabsichtigten musikalischen Beeinflussung des Betroffenen mit der ausgewählten Musik wird dessen Stimmung begegnet. Durch diese „Übereinstimmung" lässt sich der Betroffene leicht zu einer andersartigen, vom Therapeuten bestimmten Musik hinführen.

Das Ziel der regulativen Musiktherapie besteht in der Beeinflussung und dem Abbau psychischer und körperlicher Fehlspannungen, im Erkennen dieser Fehlspannungen und im Erlernen von Verhaltensweisen zu ihrer Beseitigung. Weiterhin soll es zur Erweiterung der Erlebnisfähigkeit führen. Folgende pathologischen Erscheinungen gelten als indikationsspezifisch:

- Schlafstörungen;
- Konzentrationsstörungen;
- Leistungsversagen;
- mangelnde Fähigkeit zur Erholung als Ausdruck von Getriebensein, Unruhe, Leistungszwang;
- Einschränkung der Erlebnisfähigkeit und Reduzierung der Lebensfreude;
- mangelnde Hingabefähigkeit im Sinne der Sexualstörung;
- Kopfschmerzen;

- Störungen der Verdauungsfunktion;
- Störungen der Herz-Kreislauf-Funktionen im Sinne der Phobie, Durchblutungsstörungen;
- Muskelverspannung, besonders im Schulter-Nacken-Bereich.

#### *Beeinflussung von Biorhythmen durch Musik*

Die Musik besitzt als ein exogener Taktgeber Einfluss auf den biologischen Rhythmus des menschlichen Organismus. Besonders deutlich wird das in niederfrequenten Bereichen, d.h., dass besonders die Mikrorhythmen beeinflusst werden, zu denen die Atemfrequenz und die Herzfrequenz gehören.

Außer Rhythmus und Takt können auch Bedeutungsaspekte, wie Musikerfahrung und gegenwärtige Verfassung des Hörers, die endogene Rhythmik des menschlichen Organismus beeinflussen. Dabei spielen emotionale Aspekte eine Rolle, und die Kenntnis des emotionalen Gehalts der Musik ist wichtig für eine erfolgreiche therapeutische Anwendung.

Es besteht ein Zusammenhang zwischen den Mikrorhythmen und den Zeitlängen in musikalischen Werken. Musik bewirkt eine Synchronisation der durch Stress hervorgerufenen Desynchronose. Als Synchronisation wird dabei der Ausgleich der Differenz zwischen zwei nicht gleichlaufenden Schwingungen durch Phasenverschiebung bzw. Frequenzänderung bezeichnet. Der Einsatz von Musik, der beim Betroffenen zu einer Lockerung, Beruhigung, Entkrampfung und zur Befreiung von Hemmungen führen kann, soll eine Synchronisation herbeiführen.

#### *Vegetative Veränderungen unter dem Einfluss von Musik*

Kein Mensch reagiert gleichgültig auf Musik. Der Mensch stellt sich automatisch und unwillkürlich auf den Rhythmus einer Musik ein. Atmung und Blutkreislauf stellen sich messbar um, sei es in Form von erhöhter Reizbarkeit oder umgekehrt von Beruhigung und Entspannung. Nicht nur der Rhythmus, auch Höhe und Stärke der Töne wirken auf den Organismus. Langsame und getragene Musik z. B. kann den Blutdruck senken. Musikalisches Erleben ist viel mehr als ein anderes Kunsterleben begleitet von körperlich physiologischen, im engeren Sinne vegetativen Reaktionen, die Ausdruck des Phänomens Spannung und Entspannung sind.

Subjektiv beruhigend empfundene Musik besitzt sympathikolytisch-trophotrope Wirkung und subjektiv erregende Musik sympathikotrope Wirkung. Pulsverlangsamung und Senkung des Blutdrucks entstehen z. B. beim Hören von Schlafliedern.

Rhythmische Musik wirkt anregend. Sinfonische Musik ist als ein nach festen Regeln aufgebautes Werk anzusehen und ruft differenzierte und auch gemäßigte Gefühle hervor.

Bei Musikstudien mit zunehmender Rhythmusbeschleunigung passen sich Atemfrequenz und Herzfrequenz in gewissem Maß an. Dieser Mitnahmemechanismus heißt „Puls- und Atemdriving". Beim Jazz-Rhythmus kommt es zu einem sprunghaften Anstieg von Atem- und Herzfrequenz.

# Zusammenfassung

***Autogenes Training (AT)***

- *Autogenes Training bedeutet zu sich selbst finden durch Übung. Es wurde in den zwanziger Jahren in Berlin von Professor I. H. Schultz entwickelt.*

- *Autogenes Training gehört in die Gesundheitsvorsorge und Nachsorge.*

- *Autogenes Training ist eine effektive Methode, einen Zustand der Entspannung und Versenkung selbstständig (autogen) herbeizuführen.*

- *Die bewusste Konzentration auf den eigenen Körper lässt das Gefühl einer tiefen Ruhe entstehen.*

- *Beim Autogenen Training geht es nicht nur um Entspannung, sondern auch um Aufmerksamkeit und Konzentration.*

- *Mithilfe des Autogenen Trainings wird das Gleichgewicht zwischen Anspannung und Entspannung hergestellt und es entsteht eine gelassene Grundhaltung gegenüber von Konflikten und Alltagsproblemen.*

- *Beim Autogenen Training handelt es sich um eine Bewusstseinseinengung mit besonderer Zuwendung zu bestimmten Inhalten.*

- *Durch regelmäßiges Üben findet man zu einer tiefen physischen und psychischen Entspannung und Erholung. Die konzentrative Selbstversenkung des Autogenen Trainings hat den Sinn, sich mithilfe der vorgegebenen Übungen innerlich mehr von Alltagssorgen, Stress und Angst zu lösen.*

- *Das Autogene Training beeinflusst das* ***Vegetative Nervensystem****. Es führt zu einem ausgeglichenen Zusammenspiel zwischen Sympathikus („Leistungsbereich") und Parasympathikus („Entspannungsbereich").*

➤ *Symptome, die durch Daueranspannung hervorgerufen werden, sind: Angstgefühle, Nervosität, Reizbarkeit, Zittrigkeit, Magen- Darmbeschwerden, Kopfschmerzen, Herz-Kreislaufbeschwerden, Schlafstörungen und Muskelverspannungen. Durch das Autogene Training können diese positiv beeinflusst werden.*

➤ ***Effekte des Autogenen Training sind:***
- *Senkung der Muskelspannung, Beruhigung der Atmung;*
- *Normalisierung der Herzfrequenz, Erweiterung peripherer Blutgefäße;*
- *Vertiefte Erholung in kurzer Zeit;*
- *Leistungssteigerung und Verbesserung der Konzentration;*
- *Steigerung der Belastbarkeit;*
- *Korrektur gesundheitsschädigenden Verhaltens durch Überdenken der Lebensweise während der Versenkung;*
- *Einstellungsänderung gegenüber von Stressoren;*
- *Selbstbestimmung durch positive Suggestionen.*

### Progressive Muskelrelaxation (PMR)

➤ *Die PMR wurde von E. Jacobson zu Beginn der 30iger Jahre entwickelt.*

➤ *Sie basiert auf dem Zusammenhang zwischen psychischer Anspannung und physischer Verspannung (Muskelverspannung). Ängste, Ärger und Disstress führen zu einem chronisch erhöhten Muskeltonus, der viel Energie verbraucht.*

➤ *Mithilfe der PMR erwirbt man die Fähigkeit zur Muskelentspannung, inneren Ruhe und Gelassenheit, welche Gesundheit und Leistungsfähigkeit des Menschen fördert.*

➤ *Die Übungen dienen dem bewussten Erleben von Anspannung und Entspannung. Dazu werden Muskelgruppen des Körpers zunächst angespannt und dann entspannt.*

➤ ***Effekte der PMR** sind:*
- *man kommt zur Ruhe;*
- *Schulung der An- und Entspannung der Skelettmuskulatur;*
- *Entwicklung eines Muskelsinnes;*
- *Verspannungen werden differenzierter wahrgenommen;*
- *Optimierung der Atmung;*
- *Entspannung im vegetativen Nervensystem.*

### Ultradianer Stress - Ultradiane Heilrhythmen nach E. Rossi

- *Im Tagesverlauf wechseln sich Phasen der Aktivierung und Deaktivierung periodisch ab. Diese Wechsel bilden den Basis-Ruhe-Aktivitäts-Zyklus (BRAC), der durch eine Zirka-2-Stunden-Periodik gekennzeichnet ist. In der Aktivierungsphase (80-120 Minuten) ist man „energiegeladen“ und gut drauf. In der Deaktivierungsphase(10-30 Minuten) lassen die Kräfte nach, man befindet sich in Alltagstrance.*

- *Die Regenerationsphase des BRAC, die mit der Alltagstrance einhergeht, dient dem Austausch zwischen geistig-seelischen und körperlichen Prozessen, der über Botenstoffe erfolgt.*

- *Die mit Alltagstrance einhergehende regenerierende Phase des BRAC sollte durch eine kurze Pause richtig ausagiert werden.*

- *Ein häufiges Nichtbeachten der Deaktivierungsphase des BRAC verursacht den ultradianen Disstress. Es treten dann Zeichen erhöhter Müdigkeit, innerer Erregung, Schlafstörungen, Leistungsverlust und depressive Verstimmung auf.*

- *Erkennen der Pausesignale und richtiges Ausagieren führen zur ultradianen Heilung, d.h. zur inneren Erneuerung und Wiederherstellung des normalen Wachzustandes des Geistes.*

### Minischlaf nach K. Hecht

- *Ein Minischlaf ist ein kurzer Schlaf am Tage von einer Dauer von 10-20 Minuten. Er kann im Liegen oder Sitzen durchgeführt werden.*

- *Der Minischlaf wirkt erfrischend, entspannend, leistungsfördernd, regt die Kreativität an und stärkt die Gesundheit.*

- *Etwa alle 4 Stunden tritt eine erhöhte Schlafbereitschaft auf (z. B.: 9.00; 13.00; 17.00; 21.00 Uhr). Diese kann zum Minischlaf genutzt werden.*

- *Wird der Minischlaf mehrmals am Tage durchgeführt, dann führt der einsetzende Trainingseffekt zur Optimierung der Leistungsfähigkeit.*

### Musik und psychische Entspannung

- *Musik zur psychischen Entspannung bewirkt eine Synchronisation der durch Disstress hervorgerufenen „Desynchronose“.*

- *Entspannungsmusik führt zu einer Lockerung, Beruhigung, Entkrampfung, Angstlösung und zur Befreiung von Hemmungen. Sie beeinflusst Gedanken, Gefühle, Stimmungen und Erlebnisfähigkeit positiv und senkt Herz- und Atemfrequenz.*

- *Hörgewohnheiten und musikalische Erfahrungen bestimmen neben musikalischen Kriterien die Auswahl der Musikstücke. Menschen können bei verschiedener Art von Musik entspannen (Marschmusik, Popmusik, klassische Musik).Das musikalische Entspannungstraining erfordert keine lange Vorbereitung und nicht das Erlernen von Techniken wie bei anderen Entspannungsübungen.*

- *Musik kann eingesetzt werden im Sinne der Entspannung aber auch zur Spannungserzeugung. Dabei ist das Verhältnis zwischen Entspannung und Spannung wichtig.*

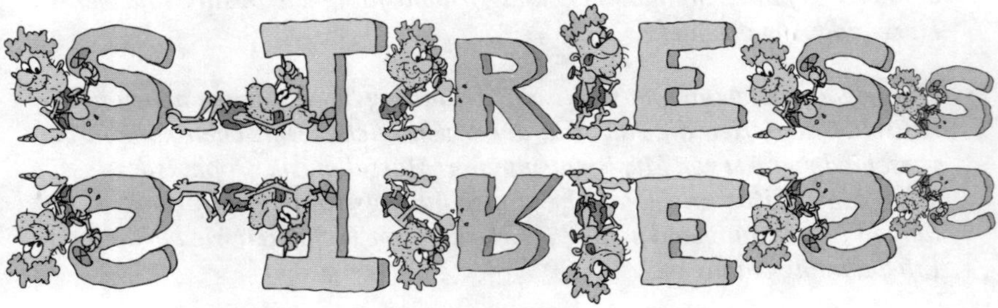
STRESS

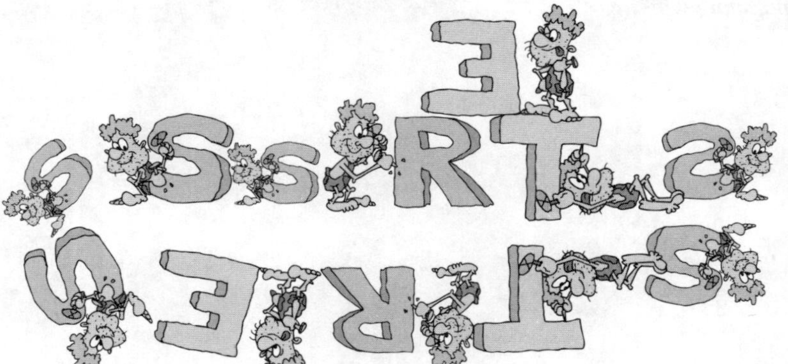

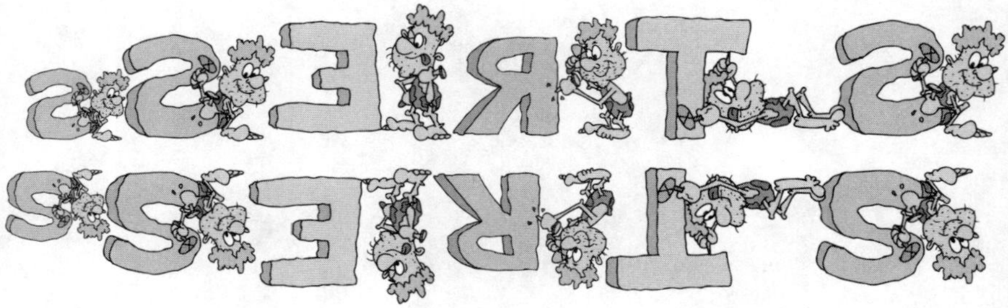

# 6 Wie gehe ich mit Ausbildungs-Stress angemessen um?

## 6.1 Patentrezept oder alles eine Frage von Disziplin und Motivation

Zunächst stellt sich die folgende Frage: „Gibt es ein Patentrezept für den angemessenen Umgang mit Stress in der Ausbildung?“ Wenn Sie, liebe Leser, dies erwartet haben, muss ich Sie leider enttäuschen. Ich kann Ihnen diesbezüglich kein allgemeingültiges Rezept verschreiben. Entscheidend für einen guten Stressumgang sind Ihre bisher gemachten Erfahrungen mit Stress-Situationen (Pubertät; Konflikte mit Freunden, Geschwistern und Eltern; Klassenarbeiten; Prüfungen…), Ihre erlernten Bewältigungs- bzw. Problemlösestrategien sowie die Art Ihrer genossenen Erziehung und Bildung. Letztlich spielen lebensphilosophische Fragen auch eine Rolle.

Ohne Anstrengungen kann die Ausbildung in medizinischen Fachberufen nicht stressarm absolviert werden. Man braucht die Disziplin als Voraussetzung für das Vertrauen in die eigenen Fähigkeiten. Das Streben nach Spaß, Bequemlichkeit, Anspruch und Konsum sind Eigenschaften, die wenig geeignet sind, um Ausbildungsanforderungen optimal gerecht zu werden. An die Stelle des Lustprinzips setzt die Disziplin das Anstrengungsprinzip, das man auch Leistungsprinzip nennen kann. Noch besser ist es, wenn Sie in Ihrem Leben gelernt haben, Selbstdisziplin zu üben. Dabei mussten Sie sicher einige Dinge entbehren, aber der dann einsetzende Erfolg (z. B. gute Note in der Klassenarbeit) brachte sicher innere Zufriedenheit, das Gefühl des Glücks, der Zuversicht und vielleicht entwickelten Sie einwenig Ehrgeiz, um weiterhin gute Leistungen zu erreichen.

Wer wochenlang nichts bzw. zu wenig lernt, bekommt naturgemäß ein Stressproblem. Im Theorieturnus haben Sie ca. 7 Stunden Unterricht an einem Tag. Wenn Sie pro Stunde etwa zwei Seiten mitschreiben oder ausarbeiten, sind das an einem Tag 14 Seiten, in einer Woche 70 Seiten und in einem Monat 280 Seiten. Die Stoffmenge wächst stetig! Infolge dieses Sachverhaltes macht es Sinn, sich den Lernstoff noch am selben Tag zu Hause zu verinnerlichen. Auch wenn am nächsten Tag keine Arbeit ansteht, kann man in den Heftern das Wesentliche unterstreichen, farbig hervorheben und Abstrakte schreiben. Durch die regelmäßige Beschäftigung mit dem Stoff wird das Selbstwertgefühl gesteigert und man kann künftigen Leistungserhebungen mit mehr Gelassenheit und ohne psychosomatische Beschwerden begegnen.

Wichtig sind komplexe Arbeiten, in denen ein größerer Stoffumfang abgefragt wird. Die dann erreichte Note besitzt eine höhere Aussagekraft als die Noten, die in vielen kleinen Arbeiten bzw. Leistungskontrollen erbracht wurden. Deshalb ist die Vorgabe einer bestimmten Notenanzahl, die ein Lehrer in einem bestimmten Fach erteilen soll, nicht notwendig.

Wer das Lustprinzip dem Leistungsprinzip vorzieht und keine guten Noten bekommt, wird immer andere für das eigene Versagen verantwortlich machen. Aussagen sind dann z. B.: „Der Lehrer hat den Stoff nicht richtig erklärt!“ „Man hat ja noch etwas anderes zu tun, als bloß zu lernen!“, „Es wird bei schriftlichen Arbeiten um jeden Punkt diskutiert, um vielleicht noch eine 3 zu bekommen. Der Lehrer hat nicht richtig korrigiert!“, „Der Stoff ist langweilig, wozu muss ich ihn denn lernen, das brauche ich in der Praxis alles nicht!“. Diese Ausreden könnte ich fortsetzen, es gibt noch wesentlich mehr davon. Sie sind Ausdruck einer erlernten Hilflosigkeit.

Oftmals hemmt das passive Freizeitverhalten (Fernsehen, Computerspiele, Internet, Schlafen…) die Selbstüberwindung, die man eigentlich zum Lernen bräuchte. In meiner Lehrtätigkeit haben mir Auszubildende immer wieder gesagt, dass sie das alles wissen, aber trotzdem keine Lust zum Lernen verspüren. Sie haben aus meiner Sicht immer noch nicht begriffen, dass Sie sich selber in Tätigkeit versetzen müssen. Lernmotivation und die Fähigkeit zum einsichtigen Lernen bilden die Voraussetzung für eine erfolgreiche Absolvierung der Ausbildung. Lehrkräfte sind keine Animateure, die Auszubildende bei Laune zu halten haben! Das Arbeitsleben besteht aus klaren Regelungen und Pflichten, die einzuhalten sind und wird äußerst autoritär bestimmt. Mit Lustlosigkeit und Spaß wird man in der Arbeitswelt nicht weit kommen. In dieser Welt existiert dann kein Lehrer mehr, dem man die Schuld für sein eigenes Versagen in die Schuhe schieben kann. Hier ist man für sein Tun und Handeln selbst verantwortlich.

Sinn als Lebensorientierung und Glück als Befindlichkeit hängen eng miteinander zusammen. Wir gewinnen Sinn und Glück im Leben stets in der Einheit der drei folgenden Aspekte:

- Gestalten (Ziele stellen, Verhalten, Handeln, Lernen, Arbeiten);
- Bewerten (Messen an gesellschaftlichen Normen und persönlichen Wertsetzungen und Überzeugungen);
- Genießen (Glücks- und Erfolgserleben, sinnlicher und geistiger Genuss).

Mit dem Glaube an sich, einem guten Selbstwertgefühl, Zuversicht, Optimismus, Ehrgeiz und Humor sollte der Auszubildende sein Leben in Schule, Praxis und Freizeit aktiv gestalten. Sein Lern-, Arbeits- und Freizeitverhalten unterliegt dann einer Bewertung durch Mitmenschen und durch sich selbst. Fehlverhalten kann durch gesunde Kritikfähigkeit akzeptiert und korrigiert werden. Das Genießen ist letztlich das Ergebnis, das sich bei der Gestaltung und Bewertung des Lebens ergibt. Es ist nicht primär vorhanden. Sie kennen sicher die Sprichwörter: „Ohne Fleiß keinen Preis!“, „Das Glück liegt auf der Seite des Tüchtigen!“ und „Neid und Missgunst muss man sich verdienen!“

Welche Leistungen der Auszubildende in den Abschlussprüfungen erreichen wird, hängt vor allem von der Art und Weise seiner Prüfungsvorbereitung ab. Ich gebe Ihnen ein Beispiel aus meiner langjährigen Erfahrung als Berufsschullehrer.

***Wie man es nicht machen soll!***
***Prüfungsvorbereitung – Schülerstress (Fallbeispiel)***

Ein Krankenpflegeschüler ist im dritten Jahr seiner Ausbildung und er weiß, dass im Sommer die Abschlussprüfungen anstehen. Er muss sich dann einer komplexen schriftlichen, mündlichen und praktischen Prüfung unterziehen. Bis zu den Prüfungen sind es noch sechs Monate. Er sagt sich: „Ich fange doch jetzt noch nicht an zu lernen, bis dahin habe ich doch alles vergessen!“ Lehrer äußern im Unterricht zunehmend: „Das müssen Sie aber zur Prüfung alles wissen, das ist ganz wichtig und geben Prüfungskomplexe zur orientierenden, langfristigen Vorbereitung!“ Der Schüler nimmt diese Hinweise nicht sehr ernst, verdrängt sie, denn er hat ja noch viel Zeit bis zu den Prüfungen.

*Auf der psychischen Ebene werden Gedanken zum Lernen verdrängt.*

Je näher der Prüfungszeitraum heranrückt, desto mehr kommen Gedanken auf, die zur Steigerung der Lernmotivation führen. Der Auszubildende schätzt nun den Lernumfang ab. Er sortiert seine Hefter, zählt vielleicht die zu lernenden Seiten und fragt sich: „Wie soll ich das alles schaffen?“ Er merkt nun, dass er eigentlich eher hätte anfangen sollen zu lernen. Trotzdem beginnt er mit dem Lernen und stellt zunehmend fest, dass er eigentlich wenig weiß und Zusammenhänge sich für ihn nicht wirklich aufzeigen. Zunehmend projiziert er seine Schwierigkeiten auf die Lehrer. Sie haben doch die Aufgabe, den Stoff so zu vermitteln, dass ich alles verstehe und nicht mehr viel lernen muss! Wozu brauche ich den Stoff? In der Praxis fragt kein Mensch mehr danach! Den Eltern erzählt er, dass soviel zu lernen ist und erhofft sich Zuwendung.

*Beim Lernen treten Selbstzweifel auf. Es kommt zu Schuldzuweisungen für die eigene Unzulänglichkeit. Bedauerung für die schwierige und stressende Situation wird von den Eltern erwartet.*

Beim Lernen schweifen seine Gedanken öfter ab und Ängste tauchen auf. Was passiert, wenn ich in der Prüfung durchfalle? Hilft mir vielleicht ein Krankenschein, dann wird die Prüfung verschoben und ich gewinne an Zeit? Plötzlich bekommt er beim Grübeln Herzklopfen, feuchte Hände und ein mulmiges Gefühl im Bauch. Sein Zigaretten- und Kaffeekonsum steigen an, er isst unausgewogen und trinkt zum besseren Einschlafen Alkohol.

Die Zeit bis zu den Prüfungen vergeht immer schneller. Auf der Arbeit nimmt keiner Rücksicht auf seine bevorstehenden Prüfungen, er wird voll in den Arbeitsprozess integriert und muss in Schichten arbeiten und zwar auch am Wochenende. Immer öfter tauchen Gedanken auf wie: „Ich schaffe das alles nicht!"; „Am liebsten würde ich alles hinschmeißen und mich irgendwo zurückziehen, um meine Ruhe zu haben!"; „Warum habe ich bloß diese Ausbildung angefangen?".

*Geteilte Aufmerksamkeit behindert das Lernen. Es treten Stressreaktionen im vegetativen Bereich auf. Suchtverhalten und Selbstzweifel nehmen zu. Gedanken der Resignation machen sich breit.*

In den Nächten kurz vor den Prüfungen schläft er schlecht, wacht öfter auf und erinnert sich an Träume, in denen er die Prüfungen absolviert hatte und durchgefallen war. Gerade wollte er seinen Eltern mitteilen, dass er die Prüfungen nicht bestanden hatte, da klingelte der Wecker und er wachte auf.

*Prüfungsstress führt zu Schlafstörungen und Albträumen. Das schlechte Gewissen nagt.*

Es sind noch zwei Tage bis zu den Prüfungen. Er sitzt vor seinen Heftern, den zahlreichen Kopien und Büchern und merkt, dass gar nichts mehr in den Kopf rein geht. Verzweifelt ruft er seine Freunde aus der Klasse an und fragt noch nach einigen fachlichen Dingen. Sie können seine Fragen auf Anhieb beantworten. Jetzt zweifelt er an seinen Fähigkeiten und sein Selbstwertgefühl sinkt. Am Abend vor den Prüfungen sagt er sich: „Hauptsache ich bestehe die Prüfung, wie ist egal!" In der Nacht konnte er kaum schlafen, alle 90 Minuten wachte er auf, blieb lange wach und schlief dann wieder ein. Am Morgen fühlte er sich wie gerädert.

*Das Anspruchsniveau wird herabgesetzt. Hauptsache die Prüfung wird irgendwie bestanden.*

Hat der Auszubildende der Krankenpflege eine Chance, die Prüfungen zu bestehen? Was meinen Sie? Ist er nicht von der Gnade des Prüfers und von seinem Stil der Prüfungsführung abhängig? Entscheidend bei der schriftlichen Prüfung sind die Art der Fragestellungen und deren Schwierigkeitsgrade. Im praktischen Teil der Prüfung wird die Ängstlichkeit nicht so hoch sein, denn die Ausbildungsstation mit ihren Patienten und ihrem Personal ist für den Auszubildenden eher eine vertraute Umgebung.

Viele Auszubildende verhalten sich während der Zeit der Prüfungsvorbereitung genau so, wie ich es mit diesem Fallbeispiel aufgezeigt habe. Die Unterrichtszeit vor den Abschlussprüfungen ist für Auszubildende und Lehrkräfte äußerst anstrengend. Die Disziplin in den Prüfungsklassen ist schlecht, jeder sieht nur sich und die Lehrkraft kann nun auch nicht mehr all das erklären, was stofflich in drei Jahren vermittelt wurde. Es kommt auch vor, dass die Lehrkräfte bis zur letzten Minute nech Stoff vermitteln müssen, weil so viele Stunden ausgefallen sind. Das bringt nur juristische Sicherheit, zugehört wird jetzt kaum noch.

## 6.2 Stressregulationstypen und Leistungsfähigkeit

Aus regulationsphysiologischer Sicht besteht ein Zusammenhang zwischen Stressumgang und Leistungsfähigkeit (Vgl. Abb. 03).

Mithilfe des Stressdiagnostischen Tests (SDT) können u. a. Stressregulationstypen bestimmt werden. Stress ist noninvasiv messbar.

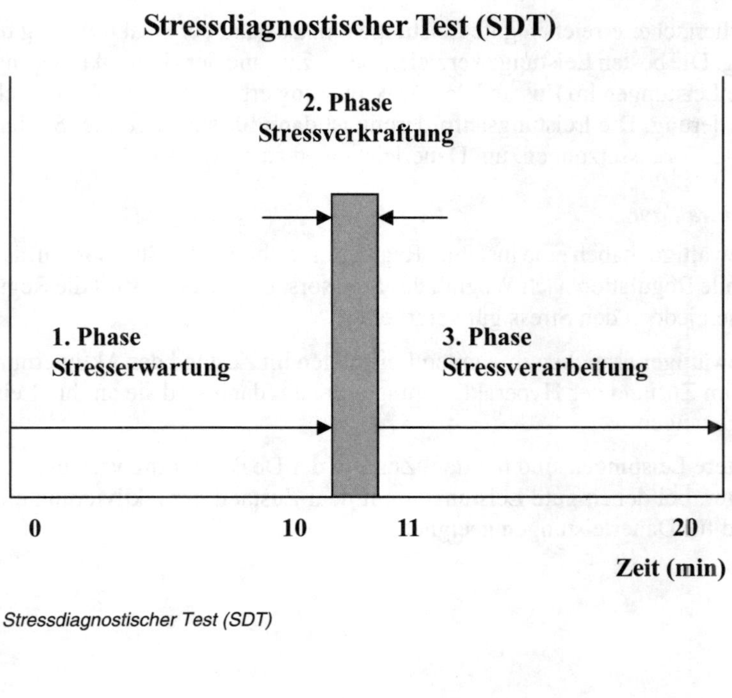


*Abb. 7. Stressdiagnostischer Test (SDT)*

Der Stressdiagnostische Test (SDT) dauert 20 Minuten. Der Proband hat die Aufgabe, sich in einem bequemen Sessel so gut er kann zu entspannen. Zwischen der 10. und 11. Minute wird ein Stressor (Kopfrechenaufgabe) appliziert. Im Anschluss wird der Proband wieder aufgefordert zu entspannen. Während der gesamten Testdauer wird der Hautwiderstand kontinuierlich am Handgelenk gemessen und die Daten gespeichert. Im Anschluss erfolgt die Datenanalyse mithilfe eines biorhythmometrischen Auswerteverfahrens.

Mit dem SDT wird die Fähigkeit zur Entspannung in Erwartung eines Stressors, die Stressverkraftung und die nachhaltige Stressverarbeitung des Probanden überprüft.

Nach dem Stabilitäts- bzw. Instabilitätsverhalten während des Stressdiagnostischen Tests (SDT) werden folgende Stressregulationstypen unterschieden:

- Stressbeherrscher (BH),
- Stressbewältiger (BW),
- Stresskompensierer (KP),
- Stressnichtbewältiger (NBW).

#### *Stressbeherrscher*

Stressbeherrscher sind dadurch charakterisiert, dass sie während des Stressoreinflusses (Phase 2 des SDT) und danach (Phase 3 des SDT) eine stabile Regulation aufweisen. Sie können den Stress gut verkraften und verarbeiten.

Stressbeherrscher erreichen gute Leistungen im Zustand der Deaktivierung und Aktivierung. Die besten Leistungen erzielen sie im Zustand der Hyperaktivierung. Werden gute Leistungen im Zustand der Deaktivierung erbracht, ist dies ein Zeichen der Unterforderung. Die Leistungsanforderung ist dann für sie zu gering. Sie haben jedoch gute Voraussetzungen, um Dauerleistungen zu erbringen.

#### *Stressbewältiger*

Stressbewältiger haben eine instabile Regulation während des Stressoreinflusses und eine stabile Regulation nach Wegfall des Stressors. Der Stressor stört die Regulation, sie können jedoch den Stress gut verarbeiten.

Stressbewältiger erreichen ihre guten Leistungen im Zustand der Aktivierung. Werden Sie im Zustand der Hyperaktivierung erbracht, dann sind sie an ihre Leistungsgrenze gegangen.

Schlechtere Leistungen sind mit dem Zustand der Deaktivierung verbunden. Stressbewältiger, bei denen gute Leistungen mit dem Zustand der Aktivierung einhergehen, sind für Dauerleistungen geeignet.

### Stresskompensierer

Stresskompensierer sind während des Stressoreneinflusses in ihrer Regulation stabil und in der dritten Phase des SDT instabil. Die Stressoreinwirkung können sie kompensieren, den damit ausgelösten Stress jedoch nicht mehr.

Stresskompensierer erreichen gute Leistungen nur im Zustand der Aktivierung. Sowohl im hyperaktivierten als auch im deaktivierten Zustand werden schlechtere Leistungen erbracht.

Überforderungen im Leistungsbereich gehen mit Regulationsprüngen in Richtung Deaktivierung oder Hyperdeaktivierung einher. Für Langzeitbelastungen sind die Stresskompensierer weniger geeignet.

### Stressnichtbewältiger

Stressnichtbewältiger sind in ihrer Regulation während der 2. und 3. Phase des SDT instabil. Sie können weder die Stressoreinwirkung verkraften noch den damit ausgelösten Stress verarbeiten.

Stressnichtbewältiger erreichen sowohl im Zustand der Aktivierung als auch im Zustand der Deaktivierung weniger gute Leistungen. Ihr schlechtes Vermögen mit Stress umzugehen, wirkt sich negativ auf die Leistung aus. Sie sind wenig belastbar.

### Fazit

Die Regulationsbreite engt sich von Regulationstyp zu Regulationstyp ein und damit wächst die Wahrscheinlichkeit der Überforderung und der Zunahme schlechter Leistungen.

Das Vermögen mit Stress umzugehen, kann trainiert werden. Unter Beachtung der Empfehlungen, die die Deutsche Gesellschaft für Regulationsmedizin (DGRM) aufgestellt hat (Vgl. 4.4), kann eine Verbesserung der psychophysiologischen Regulation unter Stress erreicht werden. Der angestrebte Grad des Stressumgangs kann dann an der Berliner Stress-Skala abgelesen werden (Vgl. Abb. 08).

Stressmessungen, zur Erfassung der Qualität der psychophysiologischen Regulation von Auszubildenden und Lehrkräften, haben noch keinen Einzug in den pädagogischen Alltag gefunden. Mithilfe derartiger Stressmessungen könnten die Probleme von Unter- und Überforderung, die Lernende, Lehrende und Leitende gleichermaßen betreffen, rechtzeitig erkannt und behoben werden. Selbst die Auswirkungen von verschiedenen Unterrichtsmethoden auf die Leistungsfähigkeit von Lernenden und Lehrenden sowie deren psychophysiologischen Regulation sind verifizierbar. Der Erfolg einer definierten Unterrichtsmethode kann somit wissenschaftlich - experimentell begründet werden.

Das Ziel dieser „Biodidaktik“ besteht in der Vermeidung von stressbedingten Symptomen bzw. Krankheiten, in der Optimierung des Stressumgangs, in der Erhaltung und Förderung der Gesundheit und in der Gewaltprävention.

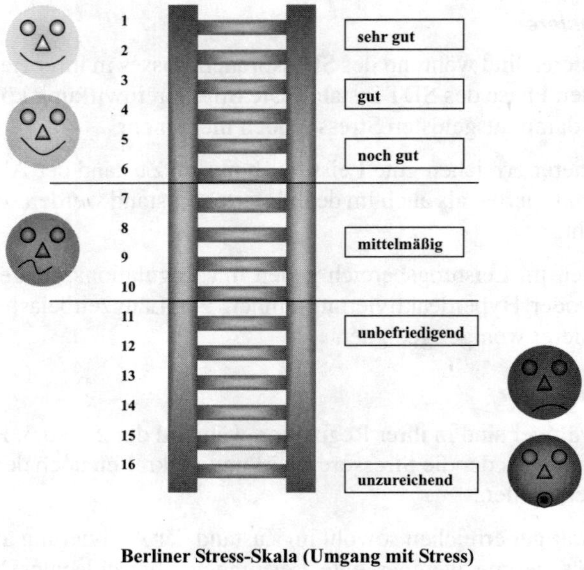


***Abb. 8.*** *Berliner Stress-Skala (BSS)*

Wenn Sie als Leser wissen möchten, wie Ihr Stressumgang gegenwärtig ist, dann füllen Sie bitte den nachstehenden Stressfragebogen aus. Beantworten Sie bitte jede Frage und geben Sie jeweils nur eine Antwort.

| Nr. | Fragen | ja | mitunter | nein |
|---|---|---|---|---|
| 1 | Ärgern Sie sich leicht? | | | |
| 2 | Sind Sie übersensibel? | | | |
| 3 | Sind Sie in allem sehr genau? | | | |
| 4 | Sind Sie ehrgeizig? | | | |
| 5 | Sind Sie leicht ängstlich? | | | |
| 6 | Sind Sie unzufrieden mit Ihrer Situation? | | | |
| 7 | Werden Sie leicht ungeduldig? | | | |
| 8 | Können Sie sich schwer für etwas entscheiden? | | | |
| 9 | Sind Sie leicht aufgeregt? | | | |
| 10 | Sind Sie neidisch? | | | |

| Nr. | Fragen | ja | mitunter | nein |
|---|---|---|---|---|
| 11 | Sind Sie eifersüchtig? | | | |
| 12 | Fühlen Sie sich unsicher in Gegenwart Ihres Schulleiters? | | | |
| 13 | Fühlen Sie sich unentbehrlich auf Ihrer Arbeitsstelle (Praxis)? | | | |
| 14 | Arbeiten Sie häufig unter Zeitdruck? | | | |
| 15 | Leiden Sie unter Minderwertigkeitsgefühlen? | | | |
| 16 | Misstrauen Sie Ihrer Umgebung? | | | |
| 17 | Können Sie sich über Kleinigkeiten noch freuen? | | | |
| 18 | Können Sie Ihre Sorgen nicht vergessen? | | | |
| 19 | Rauchen Sie täglich mehr als 5 Zigaretten? | | | |
| 20 | Rauchen Sie täglich mehr als 20 Zigaretten? | | | |
| 21 | Rauchen Sie täglich mehr als 30 Zigaretten? | | | |
| 22 | Schlafen Sie schlecht? | | | |
| 23 | Fühlen Sie sich am Morgen wie gerädert? | | | |
| 24 | Sind Sie wetterempfindlich? | | | |
| 25 | Beträgt Ihr Puls in Ruhe mehr als 80 pro Minute? | | | |
| 26 | Sind Sie übergewichtig? | | | |
| 27 | Sind Sie ein Bewegungsmuffel? | | | |
| 28 | Haben Sie öfter Herzbeschwerden? | | | |
| 29 | Haben Sie dunkle Ringe unter den Augen? | | | |
| 30 | Vertragen Sie Lärm? | | | |
| 31 | Bekommen Sie leicht Kopfschmerzen? | | | |
| 32 | Haben Sie häufig Magenbeschwerden? | | | |
| 33 | Bekommen Sie bei Aufregung leicht feuchte Hände? | | | |
| 34 | Essen Sie viel tierisches Fett (Wurst, Fleisch)? | | | |
| 35 | Essen Sie oft Süßigkeiten? | | | |
| 36 | Fahren Sie mit dem Auto/Motorrad zur Schule oder Praxis? | | | |

***Abb. 9.*** *Stresstest*

Zur Auswertung ist folgendes zu sagen. Die mit „ja“ angekreuzten Fragen bekommen 2 Punkte, die mit „mitunter“ 1 Punkt und die mit „nein“ keinen Punkt. Zählen Sie nun alle Punkte zusammen und vergleichen Sie Ihre erreichte Punktzahl mit den nun folgenden Hinweisen:

1-6 Punkte: Ihr Stressumgang ist sehr gut bis gut.

7-13 Punkte: Ihr Stressumgang ist noch gut.

14-20 Punkte: Ihr Stressumgang ist mittelmäßig.

21-30 Punkte: Ihr Stressumgang ist unbefriedigend.

über 31 Punkte: Ihr Stressumgang ist unzureichend.

## 6.3 Rhythmisierung des Tages

### Arbeitsfenster

Nach wie vor geht es um den angemessenen Umgang mit Ausbildungs-Stress. Haben Sie schon etwas von „Arbeitsfenstern“ gehört? Wie viel Zeit verbleibt Ihnen eigentlich, wenn Sie nach einem Unterrichtstag zu Hause angekommen sind und bis Sie ins Bett gehen? Wie verbringen Sie diese Zeit?

In meiner Zeit als Berufsschullehrer hatte ich mir eine feste Tagesrhythmik antrainiert, die ich jahrelang beibehielt. Wie sah diese Rhythmik aus? (Vgl. Abb. 10)

Meine durchschnittliche Arbeitszeit in der Schule ging von 07.00 Uhr bis 15.00 Uhr. Da ich auswärts wohnte, war ich etwa gegen 16.00 Uhr zu Hause. In der Zeit von 17.00 Uhr bis 19.00 Uhr lagen meine „Arbeitsfenster“ pro Tag. Während dieser Zeit erledigte ich alles was mit geistiger Anstrengung verbunden war. In der Regel bin ich den Unterrichtstag noch einmal durchgegangen im Sinne einer Nacharbeitung, habe anfallende Arbeiten korrigiert und mich auf den kommenden Tag fachlich und methodisch vorbereitet. In der Woche ging ich regelmäßig um 22.00 Uhr ins Bett, denn ich brauchte etwa 7 Stunden Nachtschlaf zur körperlichen und geistigen Regeneration. An den Sonnabenden stand ich regelmäßig um 07.00 Uhr auf, ging mit meinem Schäferhund spazieren, frühstückte im Anschluss und dann begannen meine „Arbeitsfenster“ von 09.00 Uhr bis 12.00 Uhr. Nach dem Mittagessen kam ich für eine Stunde zur Ruhe, verbrachte anschließend eine freie Zeit von zwei Stunden und dann folgten die nächsten „Arbeitsfenster“ von 17.00 Uhr bis 19.00 Uhr. Die gleiche Rhythmik bestimmte auch die Sonntage. An den Wochenenden ging ich etwa gegen 23.00 Uhr ins Bett.

| Zeit | Mo | Die | Mi | Do | Frei | Sa | So |
|---|---|---|---|---|---|---|---|
| 04.00 - 05.00 | S | S | S | S | S | S | S |
| 05.00 - 06.00 | F | F | F | F | F | S | S |
| 06.00 - 07.00 | F | F | F | F | F | S | S |
| 07.00 - 08.00 | U | U | U | U | U | F | F |
| 08.00 - 09.00 | U | U | U | U | U | F | F |
| 09.00 - 10.00 | U | U | U | U | U | A | A |
| 10.00 - 11.00 | U | U | U | U | U | A | A |
| 11.00 - 12.00 | U | U | U | U | U | A | A |
| 12.00 - 13.00 | U | U | U | U | U | F | F |
| 13.00 - 14.00 | U | U | U | U | U | F | F |
| 14.00 - 15.00 | U | U | U | U | U | S | S |
| 15.00 - 16.00 | F | F | F | F | F | F | F |
| 16.00 - 17.00 | F | F | F | F | F | F | F |
| 17.00 - 18.00 | A | A | A | A | A | A | A |
| 18.00 - 19.00 | A | A | A | A | A | A | A |
| 19.00 - 20.00 | F | F | F | F | F | F | F |
| 20.00 - 21.00 | F | F | F | F | F | F | F |
| 21.00 - 22.00 | F | F | F | F | F | F | F |
| 22.00 - 23.00 | S | S | S | S | S | F | F |
| 23.00 - 24.00 | S | S | S | S | S | S | S |
| 24.00 - 01.00 | S | S | S | S | S | S | S |
| 01.00 - 02.00 | S | S | S | S | S | S | S |
| 02.00 - 03.00 | S | S | S | S | S | S | S |
| 03.00 - 04.00 | S | S | S | S | S | S | S |

***Abb.10.*** *Tagesrhythmik*

*S Schlaf (Regeneration, Entspannung;)* — *F Freizeit (Entspannung / Anspannung)*

*A „Arbeitsfenster“ (kognitive Anspannung);* — *U Unterricht / Arbeitszeit (Anspannung)*

Mein durchschnittlicher Tagesrhythmus in der Woche setzte sich wie folgt zusammen:

- berufliche Arbeitszeit: 08 Stunden
- "Arbeitsfenster": 02 Stunden
- Freizeit: 07 Stunden
- Schlaf: 07 Stunden

Mein durchschnittlicher Tagesrhythmus am Sonnabend oder Sonntag setzte sich wie folgt zusammen:

- berufliche Arbeitszeit: 00 Stunden
- „Arbeitsfenster": 05 Stunden
- Freizeit: 10 Stunden
- Schlaf: 09 Stunden

Die berufliche Arbeitszeit und die „Arbeitszeitfenster" beanspruchen in der Woche, die Wochenenden mitgerechnet, zusammen 60 Stunden.

Welchen Tagesrhythmus haben Sie? Beobachten Sie sich im Verlauf einer Woche unter Nutzung der nachstehenden Vorlage (Abb. 11).

Die normale Tagesrhythmik wird durch die regelmäßige Wiederkehr von Schlaf, Arbeit und Freizeit bestimmt. Einfluss auf den Stressumgang und die Leistungsfähigkeit haben somit die Schlafrhythmik und Schlafqualität; das Arbeits- bzw. Lernklima; die eigene Haltung und Einstellung zum Lernen und zum Leben sowie die Art der Freizeitgestaltung.

Zur Entwicklung eines angemessenen Umgangs mit Stress, sind neben Kenntnissen zum Stress selbst auch Grundkenntnisse über den Schlaf, die Ernährung, die Bewegung und Freizeitgestaltung wichtig.

| Zeit | Mo | Die | Mi | Do | Frei | Sa | So |
|---|---|---|---|---|---|---|---|
| 04.00 - 05.00 | | | | | | | |
| 05.00 - 06.00 | | | | | | | |
| 06.00 - 07.00 | | | | | | | |
| 07.00 - 08.00 | | | | | | | |
| 08.00 - 09.00 | | | | | | | |
| 09.00 - 10.00 | | | | | | | |
| 10.00 - 11.00 | | | | | | | |
| 11.00 - 12.00 | | | | | | | |
| 12.00 - 13.00 | | | | | | | |
| 13.00 - 14.00 | | | | | | | |
| 14.00 - 15.00 | | | | | | | |
| 15.00 - 16.00 | | | | | | | |
| 16.00 - 17.00 | | | | | | | |
| 17.00 - 18.00 | | | | | | | |
| 18.00 - 19.00 | | | | | | | |
| 19.00 - 20.00 | | | | | | | |
| 20.00 - 21.00 | | | | | | | |
| 21.00 - 22.00 | | | | | | | |
| 22.00 - 23.00 | | | | | | | |
| 23.00 - 24.00 | | | | | | | |
| 24.00 - 01.00 | | | | | | | |
| 01.00 - 02.00 | | | | | | | |
| 02.00 - 03.00 | | | | | | | |
| 03.00 - 04.00 | | | | | | | |

***Abb.11.*** *Tagesrhythmik (Vorlage zur Selbstbeobachtung)*

*S Schlaf (Regeneration, Entspannung;)* — *F Freizeit (Entspannung / Anspannung)*

*A „Arbeitsfenster“ (kognitive Anspannung);* — *U Unterricht / Arbeitszeit (Anspannung)*

### Was ist Schlaf?

Der Schlaf ist ein Grundzustand eines Lebewesens, welcher sich mit dem Wachsein rhythmisch abwechselt. Der Schlaf besteht aus zwei Teilen, dem NONREM- Schlaf und dem REM- Schlaf (REM = Rapid Eye Movements = schnelle Augenbewegungen).

### Welche Schlafstadien gibt es?

Es werden folgende Schlafstadien unterschieden:

1. Wachzustand,
2. Stadium NONREM I
   Übergang vom Wach- zum Schlafstadium. Wird als Dämmerzustand wahrgenommen. Sein Anteil am Gesamtschlaf beträgt 2-5%.
3. Stadium NONREM II
   oberflächlicher Schlaf. Sein Anteil am Gesamtschlaf beträgt beim Gesunden 40-50%.
4. Stadium NONREM III
   mitteltiefer Schlaf. Der Anteil am Gesamtschlaf beträgt 3-8%.
5. Stadium NONREM IV
   Tiefschlaf. Sein Anteil am Gesamtschlaf beträgt 10-15%.

Der NONREM- Schlaf wird vom REM- Schlaf unterbrochen. Der REM- Schlaf tritt rhythmisch vier- bis sechsmal pro Nacht auf. Er überwiegt in der zweiten Nachthälfte.

### Wozu dienen NONREM- Schlaf und REM- Schlaf?

Der NONREM- Schlaf ist vor allem für die körperliche Erholung, die besonders im Tiefschlaf erfolgt, zuständig. Der REM- Schlaf dient der geistigen Erholung, dem Langzeitgedächtnis und der Vervollständigung des individuellen Verhaltensmusters. Im REM- Schlaf werden die Informationen und Erlebnisse, die ein Mensch aufnimmt, ausgewählt und in das Verhaltensprogramm eingeordnet oder gelöscht. Damit wird das Gehirn vor Überlastungen und Krankheiten geschützt. Der REM-Schlaf wird auch „Putzlappen der Seele“ genannt. Jeder hat diese Erscheinung schon an sich selbst beobachten können. Wenn man sich mächtig geärgert und aufgeregt hat, wird empfohlen: „Schlaf erst einmal eine Nacht darüber. Morgen sieht alles ganz anders aus!“ Es ist gewöhnlich dann auch so.

### Was sind Schlafzyklen?

Ein typisches Merkmal des Schlafs ist seine rhythmische Ausgewogenheit. Zeitabschnitte von Beginn des REM- bis zum Beginn des nächsten REM- Schlafs werden als Schlafzyklen bezeichnet.

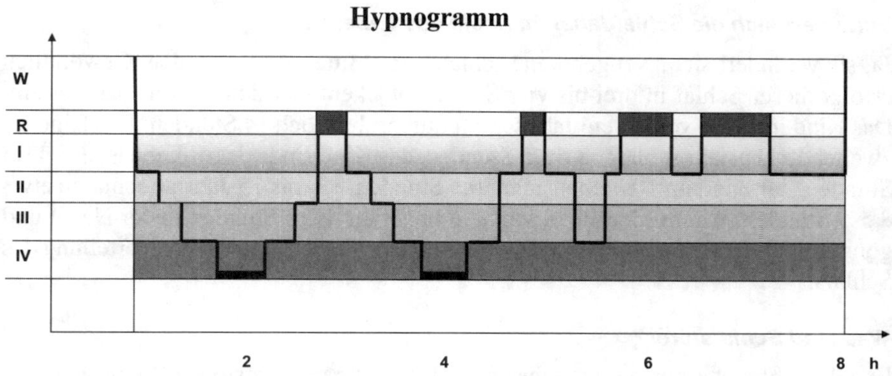


Hypnogramm – wird auch als Schlafzyklogramm bezeichnet: typischer zyklischer Ablauf der NONREM- und REM-Schlafphasen.

(W = Wachzustand; R = REM-Schlaf oder Traumschlaf; NONREM-Stadien: I = Einschlafstadium, II = oberflächlicher Schlaf, III = mitteltiefer Schlaf, IV = Tiefschlaf)

***Abb. 12.*** *Normales Schlafzyklogramm*

### *Wie lange muss der Mensch schlafen?*

Unter den Schlafgesunden werden drei Gruppierungen bezüglich der Schlafdauer vorgenommen:

- Kurzschläfer (weniger als 6 Stunden Schlaf/Nacht),
- Mittellangschläfer (zwischen 6 und 9 Stunden Schlaf/Nacht),
- Langschläfer (mehr als 9 Stunden Schlaf/Nacht).

Der Anteil der Kurzschläfer an der gesamten erwachsenen Bevölkerung beträgt ca. 20%, der der Mittelschläfer ca. 65% und der der Langschläfer ca. 15%.

Es bestehen bei uns Menschen somit Unterschiede hinsichtlich der Schlafdauer. Der Anteil der Kurzschläfer erhöht sich auf Kosten der Mittellangschläfer mit zunehmendem Alter. Die Langschläfer zeigen keine wesentlichen Altersabhängigkeiten.

### *Ist der Anteil des REM- Schlafs am Gesamtschlaf in jedem Alter gleich?*

Der prozentuale Anteil des REM- Schlafs am Gesamtschlaf ist nicht in jedem Lebensalter gleich. Er ist kurz nach der Geburt am größten und verringert sich mit zunehmendem Alter.

Der Anteil des REM- Schlafs am Gesamtschlaf beträgt bei Neugeborenen ca. 50% und beim Erwachsenen ca. 20%.

### *Verändert sich die Schlafdauer im Laufe des Lebens?*

Ja, sie verändert sich. Neugeborene schlafen im Mittel ca.18 Stunden. Gewöhnlich erfolgt dieser Schlaf in drei bis vier Stundenblöcken über den ganzen Tag verteilt. Das Kind im Alter von einem Jahr schläft durchschnittlich 14 Stunden. Das Kind im zweiten Lebensjahr schläft ca. 13,5 Stunden, das Kind Ende des 5. Lebensjahrs 11,5 Stunden, das Kind im 10. Lebensjahr 10,5 Stunden. 13- bis 15-Jährige schlafen etwa 8,5-9 Stunden. Ältere Menschen schlafen ungefähr 4 – 6 Stunden in der Nacht und gönnen sich ein oder mehrere Tagesschläfchen. Sie haben eine andere Verteilung des Schlafs.

### *Was sind Schlafstörer?*

Es gibt zahlreiche kurzzeitige, aber auch langzeitige Schlafstörer. Wenn diese erkannt und beseitigt werden, schläft es sich bald besser.

Schlafstörer sind z. B.:

- Angstkrankheiten,
- schlafbezogene Angst („Bettangst"),
- Einsamkeit mit Zerstörung der Zeitstruktur und sozialen Struktur,
- Bewegungsarmut
  reduziert REM- und Tiefschlaf und die Hirndurchblutung,
- Dauerarbeitslosigkeit
  führt zu psychischen Störungen, die stets mit einer schlechten Schlafqualität einhergehen,
- Drogen- und Alkoholmissbrauch (sie stören den REM- Schlaf),
- Umweltschadstoffe,
- Lärm,
- elektromagnetische Felder
  Funkwellen, elektrische Hochspannungsleitungen, Steckdosen, elektrische Installationen am Kopfende des Betts,
- Rauchen
  Anreicherung von Kohlendioxid im Raum führt zur Verminderung der Schlafqualität,
- reichhaltige Abendmahlzeit,
- hoher und niedriger Blutdruck.

### Welche Hauptgruppen der Schlafstörungen gibt es?

Die Schlafstörungen werden in vier Hauptgruppen unterteilt.

1. Dyssomnien (gestörter Schlaf)
   Dazu gehören die Insomnie (Schlaflosigkeit) und die Hypersomnie (übermäßiges Schlafbedürfnis). Sie werden auch als primäre Schlafstörungen bezeichnet.
2. Parasomnien
   Das sind Störungen beim Erwachen und beim Stadienwechsel (Sprung von einem Schlafstadium zum anderen).
3. Schlafstörungen bei körperlichen und psychischen Störungen bzw. Krankheiten
   Weil die Grundkrankheit die Ursache der Schlafstörungen ist, nennt man sie auch sekundäre Schlafstörungen. Bei diesen ist zuerst die Grundkrankheit zu behandeln (z.B. Depression oder chronische Schmerzen).
4. Schlafstörungen unterschiedlicher Herkunft
   Kurzschläfer, Schwangere…

### Regeln für einen gesunden Schlaf – Schlafhygiene! (K. Hecht, 2006)

1. regelmäßige Lebensweise praktizieren!
2. am Tage häufiger entspannen!
3. Emotionen regulieren!
4. Störquellen ausschalten!
5. gelassene Einstellung zum Schlaf!
6. nur müde ins Bett gehen!
7. Atemübungen vor dem Einschlafen!
8. Bettfunktion keinesfalls für Essen, Fernsehen und Arbeiten entfremden!
9. Heilkräuter verhelfen zu einem gesunden Schlaf!
10. gut gelüfteter Schlafraum mit einer Temperatur von 16-18 °C und einer Luftfeuchtigkeit von ca. 40%!
11. Elektrizität ausschalten!
12. Lattenrost mit einteiliger Matratze, Wolldecke oder leichte Daunendecke, anschmiegsames Kopfkissen (Hirse, Dinkel = Grünkern)!
13. Aufstehritus sich aneignen!
14. Schlafmittel einnehmen, nur wenn nichtmedikamentöse Maßnahmen ohne Erfolg bleiben!
15. Alkohol nicht als Schlaftrunk verwenden!

Schlafen Sie gut ein und auch durch? Wie viele Schlafstunden benötigen Sie, um am Morgen frisch und erholt aufstehen zu können? Nehmen Sie Schlafmittel ein oder trinken ein wenig Alkohol zum besseren Einschlafen?

### *Ernährung*

Führen Sie ein Tagebuch über Ihre Ernährungsgewohnheiten und beachten Sie dabei folgende Fragestellungen!

- Was esse ich?
- Wie viel esse ich?
- Wie esse ich?
- Wo esse ich?
- Wann esse ich?
- Warum esse ich?
- Wie viel wiege ich?

Übergewicht entsteht genau dann, wenn die Energiezufuhr über die Nahrungsaufnahme größer ist als der Energieverbrauch! Lesen Sie sich auch nochmals im Kapitel 4 die Inhalte zu den Ess-Störungen (Anorexia nervosa, Bulimia nervosa, Fettsucht) und den funktionellen Störungen des Verdauungssystems (chronische Dyspepsie, Colon irritable) und im Kapitel 3 das Thema Stress und Essverhalten durch.

Die Deutsche Gesellschaft für Ernährung empfiehlt die folgenden 10 Regeln für eine gesunde Ernährung:

#### *1 Vielseitigkeit der Nahrung, aber nicht zuviel!*

- abwechslungsreiche Nahrung; soviel essen, das man kein Über- oder Untergewicht bekommt; einseitige Ernährung schadet;
- Eiweiße, Kohlenhydrate, Fette, Vitamine, Mineralstoffe, Ballaststoffe und Wasser sind notwendige Bestandteile der Nahrung.

#### *2 Weniger Fett und fettreiche Lebensmittel!*

- Fette sind wichtig, da sie u. a. als Energiespeicher dienen (auf Fett soll nicht verzichtet werden);
- Streichfette sollen reduziert werden, auf unsichtbare Fette achten (z.B. Käse, Wurst, Fleisch…);
- zuviel Fett erhöht die Blutfettwerte; pflanzliche Öle verwenden und Margarine als Brotaufstrich;
- Fett von Soßen und Fleischbrühen abschöpfen, Gemüse ohne Fett dünsten.

### 3 Würzig, aber nicht salzig!

- Salz nur in Maßen verwenden (3-5g pro Tag);
- Salz übertönt den Eigengeschmack der Lebensmittel, deshalb lieber mit Kräutern und Gewürzen die Speisen verfeinern;
- Soßen, Fleisch- und Fischerzeugnisse enthalten schon reichlich Salz.

### 4 Wenig Süßes!

- zuviel Süßes wird im Körper in Fett umgewandelt;
- bei hohem Zuckerkonsum werden nährstoff- und ballaststoffreiche Lebensmittel vom Speiseplan verdrängt („Riegelesser") und es entsteht Karies;
- Cola und Fruchtsäfte meiden, sie sind zuckerreich;
- Heißhunger auf Süßes mit Obst stillen;
- beim Backen wenig Zucker verwenden;
- Süßigkeiten nicht als Belohnung bei Kleinkindern einsetzen; (eigentlich braucht man gar keine Süßigkeiten essen).

### 5 Mehr Vollkornprodukte!

- sie liefern wichtige Nährstoffe (Kohlenhydrate, Eiweiße, Mineralstoffe…);
- sie enthalten Ballaststoffe (gut für die Darmmotorik) und sie sättigen;
- Vollkornprodukte sind u. a. Vollkornbrot, Reis und Haferflocken.

### 6 Reichlich Gemüse, Kartoffeln und Obst!

- Gemüse, Kartoffeln und Obst können Nährstofflücken schließen (sie enthalten u. a. Vitamine, Mineralstoffe, Wasser, Ballaststoffe und sind energiearm);
- ballaststoffreich sind Erbsen, Bohnen, Linsen.

### 7 Weniger tierisches Fett!

- Fleisch ist ein hochwertiges Lebensmittel und enthält u. a. Eiweiß, Vitamin $B_1$ und Eisen;
- der Körper braucht 45-55g Eiweiß pro Tag als Baustoff für Zellen, Hormone und Enzyme;
- tierisches und pflanzliches Eiweiß zu sich nehmen;
- es reicht, wenn man 2-3mal pro Woche Fleisch isst, 1-2mal Fisch und nicht mehr als 3 Eier pro Woche.

### 8 Trinken mit Verstand!

- Wasser ist für alle Lebensvorgänge wichtig;
- 2,5 Liter Wasser scheidet der Körper über Schweiß, Atemluft und Harn pro Tag aus;
- 2,5 Liter Wasser müssen demnach pro Tag aufgenommen werden (die Nahrung liefert etwa 1,5 Liter und den Rest liefern die Getränke);
- Was soll man trinken? Früchtetee, Kräutertee und Mineralwasser;
- Was soll man nicht trinken? Limonade, Cola und Fruchtsäfte. Sie enthalten zuviel Zucker. Schwarzer Tee und Kaffee sind kalorienfrei, dennoch nicht zuviel davon trinken, sie enthalten anregende Stoffe (Coffein, Theobromin);
- alkoholische Getränke braucht man gar nicht zu trinken, sie fördern die Sucht und stören die Schlafqualität.

### 9 Öfter essen und kleinere Mahlzeiten!

- dieses Essverhalten ist besser für die Verdauung, den Blutzuckerspiegel und für die Biorhythmik;
- man sollte ein zweites Frühstück einnehmen und nachmittags einen kleinen Imbiss;
- zu den Hauptmahlzeiten nicht zuviel essen.

### 10 Schmackhafte und nährstoffschonende Zubereitung!

- vorwiegend frisches Gemüse und Obst verwenden;
- Obst und Gemüse kühl und dunkel lagern und kurz vor dem Verzehr erfolgt die Zubereitung;
- Gemüse nur grob schneiden, zerkleinertes Gemüse mischen mit Salatsoße (verhindert teilweise den Abbau von Vitaminen);
- Gemüse nur kurz garen im zugedeckten Topf mit wenig Wasser und Fett;
- gegartes Gemüse mischen mit rohem Gemüse.

Befolgen Sie diese Regeln!?

### Bewegung

Treiben Sie Sport? Wie ist es um Ihre Fitness bestellt? Welche Strecke legen Sie laufend in 12 Minuten zurück? Der Mensch ist seinem Ursprung nach ein motorisches Wesen, welches sich durch Bewegung (Laufen, Gehen, Schwimmen…) gesund und widerstandsfähig hält. Muss ich mich überhaupt sportlich betätigen, was sind die Folgen, wenn ich dies nicht tue? Was kann mit Sport erreicht werden?

### *Bewegungsarmut und die Folgen*

Viele Menschen leiden infolge der sitzenden Tätigkeit in der Arbeits-, Schul- und Freizeit an Bewegungsarmut. Sie stellt eine starke Belastung für körperliche und geistige Prozesse dar. Die Bewegungseinschränkung bringt Stoffwechsel und Herz-Kreislauf-System aus dem Gleichgewicht. Sie führt zum Muskelschwund und schwächt die Immunabwehrkräfte. Sie stört auch die Nervenprozesse einschließlich des Schlafs. Bewegungseinschränkung bewirkt eine Reduzierung des REM- und Tiefschlafs, eine mangelnde Gehirndurchblutung und damit eine Minderversorgung der Nervenzellen mit Sauerstoff und Glukose. Da das Gehirn im Schlaf hoch aktiv tätig ist, benötigt es Glukose, um die psychische Erholung zu ermöglichen, die der REM- Schlaf bewirkt. Wenn er reduziert wird, ist nach dem Schlaf die Müdigkeit nicht zu beseitigen. Bei langjähriger Bewegungsarmut sind Schlafstörungen vorprogrammiert.

Bewegungsarmut und Ärger im Alltag können bei dauerhaftem Bestehen zu Krankheiten führen, wie Gastritis, Hypertonie und Schlafstörungen. Bewegungsarmut verursacht bei psychisch belasteten Menschen ein Ungleichgewicht zwischen körperlicher und geistiger Müdigkeit. Das heißt, diese Menschen sind geistig übermüdet und körperlich zu wenig müde. Die Folge ist Disstress und schlechter Schlaf. Bewegungsarmut ist ein Leiden, das nicht mit Medikamenten bekämpft werden kann, sondern nur durch regelmäßiges sportliches Training.

### *Sportliche Tätigkeit als Therapie gegen Bewegungsarmut*

Natürlich muss eine Motivation zur sportlichen Tätigkeit vorliegen. Das sportliche Training erfordert Kraft, Anstrengung, Ausdauer und Überwindung von Schwierigkeiten. Wird das Ziel jedoch erreicht, so bringt das sportliche Training viel Freude, denn man hat seine eigenen Schwächen und Bequemlichkeiten besiegt. Sport stärkt die Selbstdisziplin und das Selbstwertgefühl. Nicht jede Sportart liegt einem. In erster Linie sollen Ausdauersportarten (Laufen, Radfahren, Schwimmen, Rudern…) bevorzugt werden. Wer nicht alleine Sport treiben möchte, sollte mit Gleichgesinnten trainieren. Sport stärkt nicht nur Körper und Geist, sondern auch die freundschaftlichen Beziehungen zwischen den Menschen. Ein guter Zeitpunkt für eine sportliche Betätigung liegt vier bis sechs Stunden vor dem Schlafengehen.

### *Vorteile des Bewegungstrainings*

Regelmäßiges sportliches Training ist ein gutes Mittel zur Gewichtsreduzierung bei Übergewicht und das einzig real wirksame Mittel gegen niedrigen Blutdruck.

Regelmäßiges körperliches Training, mit dem eine hohe physische Kondition erreicht wird, erhöht die Fähigkeit zur psychischen Entspannung und das Leistungsvermögen.

Ausdauersport ist das beste Mittel gegen andauernden Stress, Frust und Ärger.

### Freizeit

Die Psychologie lehrt uns, dass es geistig-seelische Grundprozesse gibt, die das menschliche Wesen bestimmen. Zu den geistig-seelischen Grundprozessen gehören:

- Empfindung, Wahrnehmung;
- Denken, Gedächtnis, Konzentration;
- Emotion, Motivation, Wille;
- Intuition, Phantasie, Kreativität.

Diese Grundeigenschaften sollten möglichst gleichmäßig ausgebildet werden. Dazu bedarf es einer aktiven Freizeitgestaltung. Voraussetzung dafür sind vorhandene Interessen und Neigungen, denen durch Hobbys nachgegangen werden kann. Nachfolgend möchte ich Ihnen einige aktive Hobbybereiche aufzeigen:

- Musik
  (selber ein Instrument spielen, Singen im Chor oder alleine, Mitwirken in einer Tanzgruppe…);
- Zeichnen
  (Bilder skizzieren und dann mit Farbe malen, Erlernen verschiedener Techniken…);
- Sport
  (Joggen, Ballsportarten, Kraftsport, Klettern, rhythmische Sportgymnastik, Wandern…);
- Lesen (Journale, Bücher…);
- Schreiben
  (Briefe, Gedichte, Kurzgeschichten, Phantasiegeschichten, Artikel, philosophische Aufsätze, Bücher…);
- Kochen, Backen
  (verschiedene Rezepte ausprobieren, eigene Rezepte kreieren…);
- Handwerk
  (gestalterischer Umgang mit verschiedenen Materialien…);
- Garten
  (Sähen, Pflanzen, Züchten, Ernten, Verschnitt von Bäumen und Sträuchern, Gartengestaltung…);
- Tiere
  (Haltung, Pflege, Ausgang…);
- Spielen
  (Kartenspiele, Würfelspiele, Mühle, Dame, Halma, Schach…);

- Gespräche
  (direkte Kommunikation mit Angehörigen und Freunden…);
- Ausgehen
  (gepflegtes Abendessen; Besuch von Kino, Theater, Museum, Messen, Tanzveranstaltungen…).

Zu meinen Hobbys gehören Lesen, Schreiben, Stressforschung, Malen, Gärtnern, Tierhaltung, Schach, Kommunikation über gegenwärtige Probleme und Joggen. Welche Hobbys üben Sie in Ihrer Freizeit aktiv aus?

Ich kann Ihnen nur zu einer geistig-schöpferischen Aktivität und zur Bewegung raten. Sie garantieren Ihnen geistige Beweglichkeit und Fitness bis in das hohe Alter. Sie werden ausgeglichener, leistungsstabiler und im Umgang mit Stress gelassener. Dies alles dient der Erhaltung und Förderung Ihrer Gesundheit.

***Was ist unter einer passiven Freizeitgestaltung zu verstehen und welche Nachteile hat sie?***

Ich weiß, dass es schwer ist, sich nach einem anstrengenden Tag in der Schule oder in der Praxis zu einer aktiven Freizeitgestaltung aufzuraffen. Es stellt sich auch die Frage, ob ich denn immer aktiv meine Freizeit gestalten muss? Selber habe ich die Erfahrung gemacht, dass ich mich nach einem Unterrichtstag, schnell und zwar ungewollt, in ein passives Freizeitverhalten begab. Ich habe den Fernseher angeschaltet und alle möglichen Sendungen mir angesehen. Hin und wieder bin ich darüber auch für eine kurze Zeit eingenickt. Computerspiele interessierten mich nicht so, aber es fiel mir nicht schwer, stundenlang im Internet zu einem bestimmten Thema zu recherchieren. Ich hatte keine rechte Lust, ein Buch zu lesen oder in die Natur zu gehen. Es war in meinen vier Wänden einfach bequemer und ich hatte meine Ruhe. Aber irgendwie fühlte ich mich nicht so richtig wohl, ich verspürte eine innere Unzufriedenheit, auch eine gewisse Gereiztheit und konnte auch schlecht einschlafen.

Herumhängen, Gammeln, Zeit totschlagen mit Nichtstun, vieles Fernsehen und Computerspielen sind Begriffe, die im überspitzten Sinn, passives Freizeitverhalten beschreiben. Natürlich kann man fernsehen, mit dem Computer sich beschäftigen, sich ausruhen und mal nichts tun. Es ist, wie in der Medizin, alles eine Frage der Dosis. Jedenfalls habe ich für mich versucht, eine Balance zwischen dem aktiven und passiven Freizeitverhalten herzustellen. Meine „Arbeitsfenster" dienten zur Selbstdisziplinierung und verhalfen mir zu einer Rhythmisierung meiner kognitiven Tätigkeiten. Das viele Fernsehen versuchte ich zu reduzieren und ersetzte es teilweise mit Aktivitäten wie Spaziergänge in der Natur, Gartenarbeit, Malen, Joggen und Gespräche mit meiner Frau und mit Freunden. In der Folge verspürte ich, dass mein Antrieb, meine Konzentrationsfähigkeit und Ausdauer sich deutlich verbesserten und ich fühlte mich ausgeglichener, gesünder und leistungsfähiger.

Finden Sie, lieber Leser, Ihr richtiges Verhältnis zwischen aktiver und passiver Freizeitgestaltung heraus! Es wird Ihnen zu einer physischen und psychischen Regeneration verhelfen, die eine wichtige Voraussetzung für die Bewältigung gegenwärtiger und zukünftiger Aufgaben, Probleme, Konflikte und Belastungen ist. Ich wünsche Ihnen auf diesem Weg viel Selbstvertrauen und haben Sie Mut zur Gestaltung einer sinnerfüllten, gesunden, vom Optimismus getragenen und humorvollen Lebensweise. Erfolg und Anerkennung werden sich im Laufe der Zeit mit Sicherheit einstellen.

# Zusammenfassung

**_Patentrezept oder alles eine Frage von Disziplin und Motivation_**

- *Ohne Anstrengungen und Selbstdisziplin kann die Ausbildung in medizinischen Fachberufen nicht stressarm absolviert werden. Es gibt kein Patentrezept.*

- *Die regelmäßige Beschäftigung mit dem Lernstoff steigert das Selbstwertgefühl und führt zu mehr Gelassenheit im Umgang mit Leistungserhebungen.*

- *Das Leistungsprinzip sollte während der Ausbildungszeit immer vor dem Lustprinzip stehen!*

- *Lernmotivation und die Fähigkeit zum einsichtigen Lernen bilden die Voraussetzung für eine erfolgreiche Absolvierung der Ausbildung.*

- *Glaube an sich, Selbstwertgefühl, Zuversicht, Optimismus, Ehrgeiz und Humor sind gute Ausbildungsbegleiter.*

**_Stressregulationstypen und Leistungsfähigkeit_**

- *Stress ist noninvasiv messbar. Mithilfe des Stressdiagnostischen Tests (SDT) können Stressregulationstypen unterschieden werden. Dazu gehören Stressbeherrscher (BH), Stressbewältiger (BW), Stresskompensierer (KP) und Stressnichtbewältiger (NBW). Die beste psychophysiologische Regulation unter Stress besitzen die BH, dann folgen BW, KP und die schlechteste Regulation weisen die NBW auf.*

- *Es besteht ein Zusammenhang zwischen Stressregulationstyp und Leistungsfähigkeit. Die Regulationsbreite engt sich von Regulationstyp zu Regulationstyp ein und damit wächst die Wahrscheinlichkeit der Überforderung und der Zunahme schlechter Leistungen.*
  *Je besser der Stressumgang ist, desto besser ist auch die Leistungsfähigkeit.*

- *Das Vermögen mit Stress umzugehen, kann trainiert werden. Dadurch wird eine Verbesserung der psychophysiologischen Regulation unter Stress möglich. Der angestrebte Grad des Stressumgangs kann an der Berliner Stress-Skala abgelesen werden.*

- *Stressmessungen haben noch keinen Einzug in den pädagogischen Alltag erhalten. Sie erlauben das rechtzeitige Erkennen von Über- oder Unterforderung von Auszubildenden und Lehrkräften.*

- *Unterrichtsmethoden und deren Auswirkungen auf die Leistungsfähigkeit von Lernenden und Lehrenden sowie deren psychophysiologischen Regulation sind verifizierbar.*
  *Das Ziel dieser „Biodidaktik" besteht in der Vermeidung von stressbedingten Symptomen bzw. Krankheiten, in der Optimierung des Stressumgangs, in der Erhaltung und Förderung der Gesundheit und in der Gewaltprävention.*

**Rhythmisierung des Tages und Leistungsfähigkeit**

- *Einfluss auf die Leistungsfähigkeit haben neben Disziplin, Motivation und Stressumgang auch „Arbeitsfenster", Schlaf-, Ernährungs- und Bewegungsgewohnheiten sowie die Art der Freizeitgestaltung.*

- *„Arbeitsfenster" sind Zeiten in der Freizeit, in denen „kognitive Anstrengungen" für die Schule unternommen werden. Von Montag bis Freitag könnten die „Arbeitsfenster" in der Zeit von 17.00 Uhr bis 19.00 Uhr liegen. Sonnabends und sonntags bieten sich „Arbeitsfenster" vormittags von 09.00 Uhr bis 12.00 Uhr und nachmittags von 17.00 Uhr bis 19.00 Uhr an.*

- *Wer sich „Arbeitsfenster", in denen er regelmäßig lernt, antrainiert hat, wird gute bis sehr gute Leistungen erzielen.*

- *Kurz-, Mittel- und Langschläfer sollten die Dauer ihres Nachtschlafs einhalten und regelmäßig zu gleichen Zeiten ins Bett gehen. Im Nachtschlaf erfolgt die körperliche und geistige Regeneration, die wichtig für die Leistungsfähigkeit am Tage ist.*

- *Ebenso wichtig für die Leistungsfähigkeit am Tage ist die regelmäßige Nahrungsaufnahme zu festgesetzten Zeiten. Zu empfehlen ist die mediterane Mischkost.*

- *Bewegungsmangel geht u. a. einher mit Muskelatrophie, Abwehrschwäche, Stoffwechsel- und Herz-Kreislaufbeeinträchtigungen und Schlafstörungen.*

- *Regelmäßiges sportliches Training erhöht die Fähigkeit zur psychischen Entspannung, die Vigilanz und Konzentration, das Leistungsvermögen und die Fitness. Ausdauersport ist das beste Mittel gegen Disstress, Frust, Ärger und niedrigen Blutdruck. Sportliche Aktivität reduziert das Gewicht bei bestehendem Übergewicht.*

- *Unsere geistig-seelischen Grundprozesse (Empfindung, Wahrnehmung, Denken, Gedächtnis, Konzentration, Emotion, Motivation, Wille, Intuition, Phantasie, Kreativität) sollten möglichst gleichmäßig ausgebildet werden.*
  *Dazu bedarf es einer aktiven Freizeitgestaltung, die der Erhaltung und Förderung von Gesundheit und Leistungsfähigkeit dient.*

- *Desinteresse und Langeweile setzen Antrieb, Vigilanz, Konzentrationsfähigkeit und Ausdauer herab und erhöhen Unzufriedenheit, Frustration und Aggression. Sie sind starke Stressoren, die die Gesundheit beeinträchtigen.*

- *Der beste Schutz gegen die Stressoren der Passivität und Monotonie sind vielfältige, aktive und sinnvolle Freizeitaktivitäten und die Verlagerung der Befriedigung materieller Wünsche zugunsten geistig-kultureller Bedürfnisse.*

- *Ausbildungsstress (Disstress) kann erfolgreich begegnet werden durch regelmäßiges Lernen, regelmäßige Nahrungsaufnahme, regelmäßiges sportliches Training, das Einhalten regelmäßiger Schlafzeiten, Eustress-Training, regelmäßiges Anwenden von Entspannungstechniken, eine aktive Freizeitgestaltung und Meidung von Alkohol, Nikotin und Schlafmittel.*

Wer den Stress beherrscht, auf die natürlichen und biologischen Rhythmen achtet, sich ausreichend Bewegung verschafft, eine ausgewogene Mischkost zu sich nimmt, Alkohol und Schlafmittel meidet, wird einen erholsamen Schlaf in der Nacht haben und am Tage gesund und leistungsfähig sein.

# Literaturverzeichnis


Adam, Barbara; Geißler, A. Karlheinz; Held, Martin:Die Nonstop-Gesellschaft und ihr Preis. Vom Zeitmissbrauch zur Zeitkultur.- Stuttgart, Leipzig: S. Hirzel Verlag, 1998.

Aserinsky, E.; Kleitmann, N.: Regularly occurring periods of eye motility and concomitant phenomena during sleep. Science 118, S. 273 - 274.

Balzer, H.-U., Hecht, K.: Ist Stress noninvasiv zu messen? In: Wissenschaftliche Zeitschrift der Humboldt-Universität zu Berlin, Nr. 38, S. 456 - 460, 1989.

Bayer, Karin: Stressbewältigung.- Stressfaktoren erkennen, Anspannung meiden, Druck abbauen.- Bindlach: Gondrom Verlag GmbH, 2004.

Biener, K.: Stress: Epidemiologie und Prävention.- Bern, Göttingen, Toronto, Seattle: Huber, 1993.

Brezinka, W.: Erziehung in einer wertunsicheren Gesellschaft.- München: E. Reinhardt, 1986.

Bueb, Bernhard: Lob der Disziplin. Eine Streitschrift.- Berlin: Ullstein Buchverlage GmbH, 2006.

Burisch, M.: Das Burnout-Syndrom.- Berlin: Springer Verlag, 1994.

Engel, U.; Hurrelmann, K.: Psychosoziale Belastung im Jugendalter.- Berlin: de Gruyter, 1989.

Hainbuch, F.: Progressive Muskelentspannung.- München: Gräfe und Unzer Verlag GmbH, 2004.

Hecht, Karl: Gesund im Stress.- Frankfurt/Main; Berlin: Ullstein, 1994.

Hecht, Karl: Gut schlafen. Der Ratgeber für einen erholsamen Schlaf- für Erwachsene und Kinder.- München: Ullstein, 2002.

Hecht, Karl: Neugeboren durch gesunden Schlaf. Schlafprobleme erkennen und lösen. Träume zur Regeneration nutzen.- München: Cormoran, 1997.

Hecht, Karl; Elena Hecht-Savoley: Naturmineralien, Regulation, Gesundheit.- Berlin; Milow: Schibri-Verlag, 2005.

Hecht, Karl; König, Ovidiu; Scherf, Hans-Peter: Emotioneller Stress durch Überforderung und Unterforderung.- Berlin; Milow: Schibri-Verlag, 2001.

Hecht, Karl; Hans-Ullrich Balzer: Stressmanagement, Katastrophenmedizin, Regulationsmedizin, Prävention.- 1. Berliner Stress-Forschungs-Tage (Beiträge der Arbeitstagung).- Lengerich; Berlin; Riga; Rom; Wien; Zagreb: Pabst, 2000.

Hecht, K; Balzer, H.-U.; Rosenkranz, J.Somatoforme Störungen, chronisches Erschöpfungssyndrom, Burnout-Stress-Syndrom. Neue Regulationsdiagnostik zum objektiven Nachweis psychosomatischer Prämorbidität und Morbidität.- Ärzteblatt Thüringen 9/8, 1998, S. 385 - 389.

Hennig, Marita: Autogenes Training. Ruhe und Kraft im Alltag.- München: Midena Verlag, 2000.

Hildebrandt, G.: Die Missachtung der biologischen Zeitprogramme des Menschen durch Nacht- und Schichtarbeit.- In: Die Nonstop-Gesellschaft und ihr Preis.- Stuttgart: Hirzel, 1998, S. 121-147.

Hömberg, Ralf: Psychosomatik kompakt. Kurzlehrbuch für Pflege- und Gesundheitsberufe.- Bern: Verlag Hans Huber, 2006.

Klafki, W.: Neue Studien zur Bildungstheorie und Didaktik: Zeitgemäße Allgemeinbildung und kritisch-konstruktive Didaktik.- Weinheim, Basel: Beltz-Verlag, 1991.

Kirmayer, L. J.; Robbin, J. M.: Three forms of somatotizition im primary care: prevalence, coocurrence and sociodemographic characteristics.- J. Nerv. Ment. Dis. 179, 1991, S. 647-655.

König, W.: Fast food. Zur Ubiquität und Omnitemporalität des modernen Essens.- In: Die Nonstop-Gesellschaft und ihr Preis.- Stuttgart: Hirzel, 1998, S.45-62.

Lazarus, R. S.: Grundkonzepte.- In: Nitsch, J. R. (Hrsg); Stress: Theorien, Untersuchungen, Maßnahmen.- Bern, Stuttgart, Wien: Hans Huber Verlag, 1981, S. 213-258.

Levi, L.: Psychosoziale Reize, psychophysiologische Reaktionen und Krankheit.- In: Nitsch, J. R. (Hrsg); Stress: Theorien, Untersuchungen, Maßnahmen.- Bern, Stuttgart, Wien: Hans Huber Verlag, 1981, S. 188-211.

Litzcke, Sven Max; Schuh, Horst: Stress, Mobbing und Burn-out am Arbeitsplatz.- Heidelberg: Springer Medizin Verlag, 2007.

Lohaus, Arnold; Domsch, Holger; Fridici, Mirko: Stressbewältigung für Kinder und Jugendliche.- Heidelberg: Springer Medizin Verlag, 2007.

Masbach, G.; Jackson, S. E.: The messurement of experiences burnout.- J. of Cecupational Behavior 2, 1981, S. 99-113.

Moore-Ede, M.: Die Nonstoppgesellschaft. Risikofaktoren und Grenzen menschlicher Leistungsfähigkeit in der 24-Stunden-Welt.- München: W. Heine-Verlag, 1993.

Nitsch, J. R.: Stress: Theorien, Untersuchungen, Maßnahmen.- Bern, Stuttgart, Wien: Huber, 1981.

Nitsch, J. R.; Hackfort, D.: Stress und Schule.- In: Nitsch, J. R. (Hrsg); Stress: Theorien, Untersuchungen, Maßnahmen.- Bern, Stuttgart, Wien: Hans Huber Verlag, 1981, S. 261-310.

Paine, W. S.: Job stress and burnout.- Hills: Sage, 1982.

Reißig, B.; Petermann, H.: Belastungserleben und Intention zum Suchtmittelgebrauch bei Leipziger Schülerinnen und Schülern.- Gesundheit Regional, 5 (2), 1996, S. 21-22.

Rossbach, G.: Erhöhte Aggressions- und Gewaltbereitschaft an ausgewählten Mittelschulen der Stadt Chemnitz.- Leipzig: unveröffentlichte Diplomarbeit, Universität Leipzig, 1995.

Rossi, Ernest; Nimmons, David: 20 Minuten Pause. Wie Sie seelischen und körperlichen Zusammenbruch verhindern können.- Paderborn: Junfermann Verlag, 2007.

Rosenkranz, Jürgen: Beziehungen zwischen Prüfungsleistungen und psychophysiologischer Regulation. Pilotstudie an Auszubildenden einer Medizinischen Fachschule während der mündlichen Prüfung. - Aus dem Institut für Stressforschung.- Medizinische Fakultät Charité der Humboldt-Universität zu Berlin, Dissertation, 1999.

Rosenkranz, Jürgen: Beziehung zwischen Stress und Leistungsfähigkeit.- In: Mitteilungsblatt für Lehrer an berufsbildenden Schulen in Thüringen.- Heft 4, 2000, S. 46-49.

Rosenkranz, Jürgen: Beziehung zwischen Prüfungsleistung und psychophysiologischer Regulation.- In: Emotioneller Stress durch Überforderung und Unterforderung.- Berlin, Milow: Schibri-Verlag, 2001, S. 341-348.

Rudolf, G.; Hennigsen, P.: Somatoforme Störungen.- Stuttgart, New York: Schattauer-Verlag, 1998.

Ryffel, M.: Die Aufmerksamkeitsstörung.- In: Was nun? - Vereinszeitschrift des Bundesverbandes Aufmerksamkeitsstörung / Hyperaktivität, Ausgabe 2, 1996.

Schaarschmidt, U.; Kieschke, U.; Fischer, A.: Beanspruchung im Lehrberuf.- Studienmaterial Universität Potsdam.- 1999.

Scheuch, Klaus; Schreinicke, Gert: Stress. Gedanken, Theorien, Probleme.- Berlin: VEB Verlag Volk und Gesundheit, 1989.

Schmitt, Roman: Stress erkennen und bewältigen.- München: Verlag C. H. Beck, 1992.

Schultz, I. H.: Das Autogene Training.- 11. Auflage.- Thieme Stuttgart, 1964.

Schulz, Peter: Pathogene Stressverarbeitung und psychosomatische Störungen.- Lengerich: Pabst Science Publishers, 2007.

Selye, Hans: Einführung in die Lehre vom Adaptionssyndrom.- Stuttgart: Thieme Verlag, 1956.

Selye, Hans: Geschichte und Grundzüge des Stresskonzepts.- In: Nitsch, J. R. (Hrsg); Stress: Theorien, Untersuchungen, Maßnahmen.- Bern, Stuttgart, Wien: Hans Huber Verlag, 1981, S. 163-184.

Selye, Hans: Stress. Bewältigung und Lebensgewinn.- München: R. Piper und Co. Verlag, 1988.

Selye, Hans: Stress. Lebensregeln vom Entdecker des Stress-Syndroms.- Reinbeck: Rowohlt Taschenbuch Verlag GmbH, 1977.

Skrotzki, K.: Das hyperkinetische Syndrom.- In: Unser Kind ist hyperaktiv! Was nun? - Vereinszeitschrift des Bundesverbandes Aufmerksamkeitsstörung / Hyperaktivität, 1996.

Smolka, D.: Ausgebrannt im Klassenzimmer.- In: Psychologie Heute, April, 2000, S. 38-43.

Stück, Marcus: Handbuch zum Entspannungstraining mit Yogaelementen in der Schule.- Donauwörth: Auer Verlag GmbH, 2000.

Uexküll, von Thure: Psychosomatische Medizin. Modelle ärztlichen Handelns.- München, Jena: Urban & Fischer Verlag, 2008, S. 145 - 173, S. 619-1043.

Wilhelm, K.: Leben mit Vollgas im Hier und Jetzt.- In: Psychologie Heute, April, 2000, S. 44-47.

Winterhoff, Michael: Warum unsere Kinder Tyrannen werden. Oder: Die Abschaffung der Kindheit.- Gütersloh: Gütersloher Verlagshaus, 2008.

Yerkes, R. M.; Dodson, J. D.: The relation of strength of stimulus to rapidity of habit formation.- J. comp. Neurol. Physiol. 18, 1908, S. 459-482.

Zulley, Jürgen: Mein Buch vom guten Schlaf.- München: Verlag Zabert Sandmann, 2005.

Zulley, J.: Menschliche Rhythmen und der Preis ihrer Missachtung.- In: Die Nonstop-Gesellschaft und ihr Preis.- Stuttgart: Hirzel, 1998, S. 107-119.